벌크업
프로젝트

마른 사람들의 실패 없는 벌크업 프로젝트
by 메루치양식장

1판1쇄 펴냄 2021년 6월 10일
1판5쇄 펴냄 2024년 2월 2일

지은이 이가람
사진 아삼육스튜디오 | **모델** 이준열

펴낸이 김경태 | **편집** 홍경화 양지하 한홍비
디자인 박정영 김재현 | **마케팅** 김진겸 유진선 강주영
펴낸곳 (주)출판사 클
출판등록 2012년 1월 5일 제311-2012-02호
주소 03385 서울시 은평구 연서로26길 25-6
전화 070-4176-4680 | 팩스 02-354-4680 | 이메일 bookkl@bookkl.com

ISBN 979-11-90555-56-2 13510

출판사 클의 책을
만나보세요.

마른 사람들의 실패 없는

벌크업 프로젝트

by 메루치양식장

이가람 지음

늦은 나이에 트레이너를 시작한 저를 끝까지 응원해주셨던 부모님,

다듬지 않은 원석이었던 저를 멘토가 되어 이끌어주신

공동체창의지원네트워크 대표님, 울산청년센터장님,

제자에서 동료가 된 메루치양식장 선생님들에게 깊은 감사를 표합니다.

프롤로그

    제 인생은 체중이 55kg일 때와 85kg일 때 이렇게 두 개로 나뉩니다. 깡마른 이가람과 건장한 이가람. 인생을 운운할 정도로 체중이 대수냐고 말하는 사람도 있겠지요. 하지만 저에게는 정말 중요했습니다. 체중만 늘었을 뿐인데 제 인생이 달라졌거든요.

    55kg이던 저는 남들이 안쓰럽게 볼 정도로 비쩍 마른 남자였습니다. 가느다란 제 팔다리를 보면서 부러질 것 같다고 놀리던 친구들은 당연히 많았고요. "여자보다도 더 날씬하네" "남자 구실이나 하겠냐" "뭘 해도 못할 것 같다" 지나가던 사람이 쳐다보면서 수군거릴 정도였지요. 이 책을 읽고 계신 분들이라면 다들 공감하실 거예요.

    그러니 어디를 가든 위축이 될 수밖에 없었습니다. 여름엔 팔다리를 최대한 가리고 다니고, 겨울에는 옷을 몇 겹이고 껴입고 다녔습니다. 그래도 사그라드는 자신감과 자존감은 어쩔 수 없었습니다. 당시에 제게 소원이 하나 있다면 죽기 전에 '뚱뚱하다'는 말을 딱 한 번만이라도 들어보는 것이었습니다. '몸짱'은 바라지도 않았습니다. 그런 건 제 인생과는 상관없는 다른 세상의 존재들이었으니까요.

그래서 더 늦기 전에 살을 찌우기로 결심을 했습니다. 주변 사람들에게 조언을 구하니 야식을 먹으라고 하더군요. 밤마다 라면, 패스트푸드 등을 양껏 먹었습니다. 그랬더니 살이 찌기는 하는데 팔다리는 그대로인 채로 정말 배만 나왔어요. 이건 아니었습니다.

그다음엔 인터넷을 검색해봤습니다. '마른 사람 살찌우기'라고. 체중을 늘리는 데 도움을 준다는 보충제(게이너)들을 팔고 있었습니다. 블로그나 후기들을 보니 다들 효과가 있다고 하길래 두 달 넘게 하루에 두세 번씩 게이너를 먹어봤습니다. 그런데 이번에도 아랫배만 나오더군요. 심지어 보충제의 당분을 지속적으로 섭취하니 당뇨 초기증세까지 왔었습니다.

마지막으로 헬스장을 등록했습니다. 동네에 있는 피트니스센터의 트레이너는 PT를 받아보라고 권했습니다. 그래도 전문가이니 괜찮겠지 하는 생각에 당시 거금을 주고 수업을 받았습니다. '벌크업은 고중량 고반복'이라는 선생님의 말만 믿고 운동을 하다가 어깨와 팔꿈치를 다치고 운동을 그만뒀습니다. 알고 보니 그 트레이너도 뚱뚱한 사람들만 상대했지 마른 사람들을 코칭해본 적이 없었던 것입니다. 그 후 아무리 찾아도 마른 사람들을 위한 헬스장은 없었습니다.

그렇게 몇 년이 지나고 스스로 방법을 찾아야겠다 싶어졌습니다. 그래서 매일 도서관에서 4~5시간씩 관련 책을 읽었습니다. 체육 전공생들이 자기네들도 어려워하는 걸 왜 타과생이 공부하냐고 신기함 반 의아함 반으로 물어보더군요. 그런데 저는 정말 재밌었습니다. 공부를 하면 할수록 제 몸이 변한다는 걸 느꼈고 제 문제가 무엇이었는지 깨달았거든요. 결국 영양학부터 시작해서 생리학, 해부학, 역학까지 공부하고 NSCA-CPT, NSCA-CSCS라는 자격증까지 취득하게 되었습니다.

그러면서 저는 서서히 체중을 늘려갔습니다. 규칙적인 생활과 식습관은 당연히 지켰을 뿐 아니라 항상 모든 걸 기록했습니다. 매일 섭취 칼로리와 체중을 확인했고, 주 5일 1시간씩 웨이트 트레이닝을 하면서 내가 어떤 운동을 몇 kg으로 몇 개를 했는지 기록하여 그다음에는 조금이라도 더 무겁게, 더 많이 하려고 했습니다. 이렇게 하루하루가 쌓여 현재는 85~90kg까지 되었으니 35kg 정도를 늘린 셈이네요. 이제는 누가 봐도 건장한 남성입니다.

그 시간들이 거의 7년이 넘습니다. 제대로 알고 나서 시작했다면 1~2년도 안 걸릴 수 있었지만, 잘못 알려진 사실들 때문에 겪은 실패와 좌절에 시간을 허비하고 말았습니다. 저야 너무나 간절했으니 그 시간을 버틸 수 있었지만, 누구나 이런 과정을 겪어야 한다는 건 가혹한 일처럼 보였습니다.

과거의 저처럼 마른 몸 때문에 자신감을 잃은 사람들을 도와주고 싶었습니다. 주변에서, 인터넷에서 쏟아지는 잘못된 정보들과 조언들을 분별해서 스스로 건강하게 체중을 늘려갈 수 있는 방법을 알리고 싶었습니다. 그래서 블로그에 칼럼을 쓰기도 하고, 페이스북에 카드뉴스를 만들었습니다. 그러다 유튜브 채널 〈메루치양식장〉까지 개설하고 본격적으로 지식을 나누다보니, 전국 수십만의 마른 사람들이 공감을 해주셨습니다.

그런데 왜 '메루치양식장'이라고 이름을 지었냐고요? 이 책을 읽고 계신 분들도 '멸치'라는 말은 많이 들어봤을 겁니다. 참 싫지만 인정할 수밖에 없는 별명이었지요. 애꿎은 멸치한텐 미안하지만 어떻게 본다면 우리에게 트라우마가 된 말이기도 해요. 하지만 트라우마는 당당히 맞서야 이겨낼 수 있습니다. 그래서 저는 우리의 트라우마인 '멸치'를 '메루치'라는 방언으로 재밌게 풀어내어 마른 분들이 거부감 없이 받아들이도록 하고 싶었습니다. 그리고 우리 메루치들을 잘 운동시키고, 잘 먹여 '양식'하겠다는 뜻으로 '메루지양식장'이라고 이름을 붙였습니다. 재미있는 이름과 생소한 '체중 증량'이라는 주제 덕분인지 반응이 꽤나 폭발적이었습니다. 근 2년 만에 16만 명의 구독자를 달성했고, 같은 이름으로 메루치들을 위한 체중 증량 센터를 울산과 부산 그리고 서울에 세 군데 열게 되었습니다.

블로그의 칼럼과 유튜브의 영상으로 정보를 쉽게 전달할 순 있었지만, 그간 쌓아온 제 경험과 지식을 정리하고 전달하기엔 분명 한계가 있었습니다. 그것이 제가 이 책을 쓰게 된 이유입니다. 여기에는 10여 년간 제가 공부한 이론과 400여 명의 메루치들을 직접 코칭하면서 체득한 노하우가 담겨 있습니다. 다른 목적 없이 정말 순수하게, 과거의 저처럼 말라서 힘들었던 사람들이 이 책 한 권으로 조금이나마 도움이 되었으면 좋겠다는 생각으로, 식단을 어떻게 짜야 하는지, 어떤 운동을 몇 kg으로 몇 개를 해야 하는지 등 아주 상세한 정보를 드리려고 했습니다.

하지만 여러분들이 직접 실천하고 노력하지 않으면 아무런 소용이 없겠지요. 그래서 이 책에는 여러분들이 자립적으로 운동과 식단을 계획할 수 있도록 도와주는 과제들이 많습니다.

이 책의 내용을 100퍼센트 자기 것으로 만들기 위해 다음의 내용들도 꼭 활용해보세요.

1. 이 책의 5부에는 메루치들에게 필수적인 운동들의 구체적인 방법이 실려 있습니다. 본문에 언급되는 운동들은 5부에서 확인하실 수 있습니다. 프로그램을 짤 때도, 실제로 운동을 할 때도 꼭 찾아보고 숙지하시길 바랍니다.

2. 이 책의 맨 뒤 부록에 9분면 차트, 체중 증량 계획표, 1일 소비열량표, 식단표 등 일곱 가지 표를 담았습니다. 여기에 직접 자신의 목표를 설정해두면 책을 펼칠 때마다 결심이 새로워질 겁니다.

3. 운동을 하기 전에 엑셀 파일을 다운받으세요. 세 가지 프로그램(맨몸운동, 헬스장, 분할운동)을 짜두고 단계별로 진행합니다. 가이드대로 꼭 운동 빈도와 중량, 횟수를 지켜주세요. 탄탄한 고등어가 되기 위한 지름길입니다.

이 책 한 권이 수십만 메루치들에게 도움이 되길 바랍니다.

메루치양식장
이가람 드림

엑셀 파일로 만든 프로그램과 함께하세요

이 책에서 소개하는 운동 프로그램의 표들은 엑셀 파일로 만들어져
있습니다. 각 테스트 프로그램 시트에 값을 입력하면 자동으로 관련
프로그램이 완성됩니다.

아래 링크 또는 QR 코드를 인식하여 다운 받으세요.

https://blog.naver.com/rkfka5419/222354307914

엑셀 파일 비밀번호는 1210입니다. 이 파일을 상업용으로 사용하는
걸 금합니다.

차례

1부

살이 안 찌는
이유들

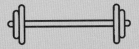

1

체중은 왜
안 느는 거지?

"너는 이렇게 많이 먹는데도 왜 살이 안 찌니?"

"모르겠어. 엄청 많이 먹는 편인데도 살이 안 쪄. 나는 살 안 찌는 체질인가봐."

정말 살 안 찌는 체질이라는 게 있는 걸까요? 저도 그렇게 생각했을 때가 있었지요. 이런저런 시도를 하고 나서도 효과가 없으니 다 포기를 하고는, 나는 태생적으로 살찌는 체질이 아니라고, 내 노력의 문제가 아니라 선천적인 내 몸의 문제라고 자기합리화를 한 겁니다.

그런데 이게 웬걸, 스물두 살 때 군대에 입대하고 훈련소 생활 4주 동안 6kg이 쪘어요. 같은 훈련소 동기들 중에 저만큼은 아니어도 3~4kg은 기본적으로 찌더군요. 그때는 왜 그런지 몰랐지만, 이후 생리학과 영양학 공부를 한 다음에 알게 되었답니다. 생각보다 우리는 불규칙적으로 식사를 하고 있었고, 내 몸이 필요한 만큼의 영양섭취를 못 하고 있었다는 것을. 그렇기에 군대의 규칙적인 식사와 생활 습관만으로도 체중이 쉽게 늘어날 수 있었던 것입니다. 평생 살이 안 찔 거라고 생각했던 제가 규칙적인 식사와 생활습관만으로 체중이 늘어난 것을 보면, 마른 사람들의 원인은 생각보다 단순하고 해결법 또한 쉬울 수도 있다고 판단했습니다. 생리학, 영양학과 제 경험을 빗대어 원인을 질병disease, 대사metabolism, 사고thinking라는 세 가지 관점에서 정리했습니다.

질병적 관점

갑상선은 우리 몸에서 대사를 관장하는 기관이에요. 갑상선에 문제가 생긴다면, 조금만 먹어도 살이 막 찔 수도 있고, 엄청나게 먹어도 살이 안 찔 수도 있습니다. 갑상선항진증은 갑상선 호르몬(T4, T3)이 과다 분비되어 대사가 너무 높아져서 아무리 먹어도 살이 안 찌는 질환이랍니다. 맥박이 빠르거나, 몸에 열이 많거나, 손이 자주 떨린다든가, 안구가 돌출되는 증상이 있어요. 다행히도, 갑상선항진증 때문에 살이 안 찌는 분들은 굉장히 소수예요. 제가 1천 명 정도 상담이나 컨설팅을 하면, 한두 명 있을까 말까 합니다. 물론 질병이라고 할 정도는 아니지만, 호르몬 수치가 조금 더 높아서 살이 쉽게 찌지 않는 메루치들도 있겠지요.

소화기관이 약한 것도 원인이 될 수는 있습니다. 말 그대로 소화력, 흡수력이 부족해서 섭취한 음식을 체내로 완벽히 가져가지 못하는 경우를 말하는 건데요. 1,000kcal를 먹었는데, 500kcal이나 600kcal밖에 흡수가 되지 않는다는 것이죠. 장 내에 소화 효소가 부족하면 이럴 수도 있다고 합니다. 하지만 실제로 이런 경우도 생각보다 많진 않아요. 소화가 잘되지 않는다면, 소량을 여러 번에 나눠 먹으면 효과를 볼 겁니다.

대사적 관점

대사는 우리 몸에서 에너지를 소모하는 것을 말하며, 활동을 할 때 쓰이는 활동대사, 음식을 소화할 때 쓰이는 소화대사, 그리고 기초대사 이렇게 세 가지로 구성되어 있습니다. 이 중 기초대사량이란 우리가 가장 기본적으로 쓰는 에너지의 양입니다. 생각을 하고, 호흡을 하고, 체온을 조절하기 위해 쓰는 칼로리의 총합이지요. 그런데 이 기초대사량은 전체 대사량 중 70~80%를 차지할 만큼 비중이 엄청나게 큽니다.

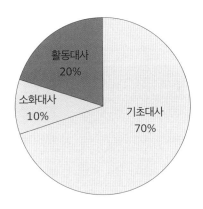

기초대사량은 개인의 체중과 근육량에 따라 달라집니다. 체중이 적게 나가면 기초대사량도 낮을 테고, 체중이 많이 나가면 기초대사량도 높아진답니다. 또한 근육량이 많아지면 기초대사량이 조금 더 높아질 수 있어요. 아무래도 지방보단 근육이 유지하는 데 에너지가 많이 들기 때문이죠.

그런데 이 기초대사량은 사실 선천적인 요인에 훨씬 더 큰 영향을 받아요. 같은 근육량과 같은 체중, 같은 키를 가진 사람이 있다고 하더라도 어떤 사람은 기초대사량이 1,800kcal인 반면 어떤 사람은 2,400kcal일 수도 있다는 것이죠. 이렇듯 기초대사량은 사람에 따라 최대 20% 정도까지 차이가 날 수 있다고 해요. 님들만큼 먹어시는 실이 찌지 않는 메루치들은 기초대사량 차이가 원인일 수도 있습니다.

기초대사량이 많은 사람은 일상생활을 유지하기 위해 소비되는 에너지가 많으니 그만큼 많이 먹어줘야겠지요. 만약 기초대사량이 남들보다 20%나 많은 메루치라면 최소한 그 20%만큼은 더 먹어야 체중이 유지되고, 그 이상을 먹어야 찌울 수 있다는 겁니다.

사고적 관점 – 오버리포팅

실제보다 더 높게 판단하는 걸 오버리포팅over-reporting이라고 합니다. 남자는 착각의 동물이라고들 하지요. 모든 남자들이 자기 외모가 평균 이상이라고 생각한다는 말도 있던데요. 그런데 이런 착각은 우리 같은 메루치들한테는 먹는 것에서 일어나곤 합니다. 객관적으로 보면 적게 먹는 게 맞는데, 많이 먹는다고 착각을 하는 것이죠.

'아닌데? 나는 정말 많이 먹어도 살 안 찌는데?' 저도 예전에 그랬습니다. 밥을 먹으면 한 번에 두 공기 이상 먹고, 라면은 서너 개 끓여 먹고, 중국집에 가면 짜장면에 탕수육을 먹고 짬뽕 국물에 밥까지 말아먹을 정도

였으니까요. 하지만 잘 생각해보면, 우리가 많이 먹는다면서 떠올리는 장면들은 가끔의 폭식일 거예요. 꾸준히 규칙적으로 많이 먹은 게 아니라, 한두 번 폭식을 불규칙적으로 했던 것뿐이죠.

아무리 해도 살이 안 찌니까, 안 먹어서 안 찐다는 사실을 인정하기 싫어서, 남들에게 유독 많이 먹는 모습을 보여주려는 것일 수도 있어요. 그래서 내가 살이 안 찌는 건 식습관 때문이 아니라 내가 통제할 수 없는 선천적인 요인처럼 느껴지게 하는 것이죠. 의식적이든 무의식적이든.

그래서 제가 직접 메루치들을 대상으로 조사를 해본 적이 있답니다. 최근 4~5년 동안 아무리 먹어도 살이 안 찐다고 하는 수백 명의 메루치들의 식습관을 분석해봤더니 대부분 불규칙적이고, 섭취 칼로리의 총량이 같은 체중의 마르지 않은 사람들에 비해서 비슷하거나 약간 적었어요.

우리 메루치들은 정말 많이 먹었던 걸까요? 많이 먹었다고 착각하고 합리화했던 건 아닐까요?

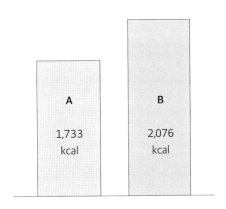

A: 메루치 9명의 평균 섭취 칼로리
B: 같은 체중의 마르지 않은 사람들의 평균 섭취 칼로리

2

잘못된
조언들

살은 찌고 싶지만 어떻게 찌워야 하는지는 몰랐던 시절, 제 롤모델(?)이었던 주변 통통한 친구들에게 조언을 구했습니다. 그들이 알려준 노하우는 이랬습니다. 밤늦게 라면을 세 개 끓여 먹기. 하루에 초코파이 한 상자 먹기. 햄버거, 치킨, 피자를 수시로 먹기. 야식 먹고 바로 잠들기. 최대한 움직이지 않기. 한 달 정도는 그대로 실천했던 것 같아요. 운동은 하나도 안 했고요. 그래서 어떻게 됐냐고요? 한 달에 체중이 무려 7kg이나 늘었답니다. 당시 55kg이었으니 62kg까지 는 것이죠.

나도 이제 메루치를 탈출한 건장한 청년이구나 하는 기쁨도 잠시, 어느 날 거울을 봤더니 영화에 나오는 그 E.T.가 서 있더군요. 팔다리는 그대로 얇은데, 배만 불룩 튀어나왔습니다. 늘어난 7kg이 배로만 갔던 것이죠.

겉모습만 실망스러운 게 아니었습니다. 걷기만 해도 어지러워서 병원에 갔더니 당뇨 초기라고 판정을 받았답니다. 고탄수화물을 지속적으로 먹다보니 피부에 트러블이 생기고, 많이 먹고 바로 자는 습관을 들였더니 역류성 식도염까지 걸렸습니다. 그때가 앞길이 창창한 스무 살이었는데 말이죠.

과거의 저는 체중을 늘리기 위해 체지방만 늘렸던 셈이에요. 체지방은 어깨나 등, 가슴, 팔 같은 부분에 붙는 게 아니라 배에 집중적으로 쌓입니다. 그러니 살을 찌울 땐 꼭 근육량 위주로 증량을 하셔야 해요. 근육은 우리 원하는 딱 벌어진 어깨, 탄탄한 가슴, 넓은 등, 우람한 팔다리에 붙기 때문에 우리가 그토록 원하던 건장한 몸을 가질 수 있게 됩니다. 먹기만 해서 찌운다면 배만 나오는 체지방 증량이 되고, 운동(웨이트트레이닝)을 병행해서 찌운다면 건강한 근육 위주 증량이 됩니다.

그러면 잘못 알려진 체중 증량 방법들에 대해 알아보고, 그 방법들을 왜 잘못되었으며 구체적으로 어떤 부작용들을 일으키는지 알려드리겠습니다.

살을 먼저 찌우고 근육을 만들어야 한다?

주변 사람들에게 운동하면서 살찌울 거라고 말을 하면, 이렇게 말하는 사람들이 있습니다. "마른 사람들은 헬스로 근육 만들기 전에 살부터 찌우고 난 다음에 운동을 해야 해. 그래야 찐 살이 근육으로 바뀌거든." 하지만 진실은 그렇지 않습니다. 지방은 근육으로 바뀔 수 없고, 근육도 지방으로 바뀔 수 없습니다.

오히려 운동이 없이 살을 먼저 찌우게 되면 체지방만 늘어나서 마른 비만의 메루치가 될 뿐입니다. 그러면 불필요한 지방을 걷어내고 다시 체중을 늘려야 하기 때문에 번거로운 일만 더 생기게 되는 것이죠. 체중을 늘릴 땐 꼭 웨이트트레이닝을 병행해야 합니다.

기본적으로 야식과 패스트푸드를 먹어줘야 한다?

　야식을 먹으면 살이 찌죠. 그것도 왕창. 하지만 과도한 야식은 다 뱃살로만 늘어나기 때문에, 건강한 증량이 아니에요. 또한 야식을 먹고 바로 자는 일이 많으니 역류성 식도염이란 병에 걸릴 수도 있답니다. 특히 취침 전 2시간 이내에는 자제하는 게 좋습니다. 패스트푸드도 고칼로리에 고탄수화물이니 살이 아주 잘 찌죠. 하지만 우리가 원하는 모습으로 살이 찌는 건 아닙니다. 뱃살만 확 늘어난 E. T. 형 메루치가 되는 지름길이에요.

　체중 증량, 즉 살을 찌우는 건 다이어트 식단의 확대판이라고 생각하시면 돼요. 다이어트 하는 사람들이 라면이나 패스트푸드로 살을 빼진 않죠? 건강하게 '메루치 탈출'을 하려면 라면, 치킨, 피자, 패스트푸드 등은 오히려 멀리하는 게 맞습니다.

게이너는 필수다?

　게이너는 원래 엘리트 운동선수들을 위해 만들어진 것입니다. 선수들은 훈련 후에 영양 섭취가 중요한데, 초고강도의 운동을 끝내면 수분과 전해질 균형의 교란, 식욕 감소로 식사를 하기 힘들었던 것이죠. 그래서 영양학자들이 고안해낸 게 지금의 게이너라고 알려진 보충제입니다. 선수들의 식욕과 소화력이 돌아오기까지 응급처치를 하기 위해 만들어진 것이에요. (그래서 정식 명칭의 뜻은 '운동 후 식사 대체 분말post workout meal replacement powder'입니다.) 그러다보니 열량도 탄수화물도 높게 구성되어 있습니다.

이 보충제를 유통업자들이 '게이너' 또는 '매스'라는 이름으로 일반인들에게 판매를 하고 있습니다. 다이어트와는 다르게 체중 증량 식품에 대해선 별다른 가이드라인이나 법적 규제가 없기 때문에, 이런 점을 악용하여 과대, 과장, 허위 광고로 우리 메루치들을 현혹하는 것이랍니다. 게이너로 살을 찌우게 되면, 당뇨에 노출이 되면서 뱃살까지 늘어날 위험이 높다는 걸 반드시 명심해야 합니다.

유산소운동을 열심히 해야 한다?

아닙니다. 달리기, 자전거, 농구, 축구 등 유산소운동은 근육량을 늘리기보다는 체지방을 연소하고 심폐지구력을 늘리는 데 목적이 있습니다. 운동을 한 번도 해보지 않은 메루치가 달리기를 하거나 사이클을 타게 되면 하체에 근육량이 약간 늘어날 수 있으나, 이것도 정말 미미합니다. 게다가 대부분의 유산소운동은 전신 근육 중 하체만 부분적으로 사용하기 때문에 상체의 발달은 거의 없다고 봐도 무방합니다.

근육량은 무산소운동(웨이트트레이닝)을 통해 각 근육들을 지치게 만들고 나서 충분히 영양분을 섭취하면 늘어나게 돼 있어요. 가끔 축구나 자전거로 하체 운동을 대신한다는 사람들이 있는데, 축구 선수와 사이클 선수들이 하체가 두꺼운 건 필수적으로 스쿼트 같은 하체 운동을 병행하기 때문이죠. 왜소한 체격에서 몸짱으로 벌크업을 한 유명 축구 선수 호날두. 다리를 보면 정말 엄청난데요. 이걸 보고 축구만으로 허벅지를 키울 수 있다고 생각하시면 절대 안 됩니다. 호날두는 무려 160kg 바벨을 짊어지고 스쿼트 훈련을 하거든요.

결론적으로, 유산소운동이 몸을 건강하게 만드는 데는 참 좋지만, 근육량을 늘려주는 운동은 아니기에 '건강한 체중 증량'에 적합한 운동이라고 볼 수는 없습니다.

운동만 열심히 해도 살이 찐다?

운동만으로는 절대 살이 찔 수가 없어요. 식단 없이 하는 운동은 밑 빠진 독에 물 붓기입니다. 근육량이 늘어나고 살이 찌려면 충분한 에너지와 적절한 탄수화물, 단백질, 지방 및 미량 영양소들이 필요해요. 대충 먹고 운동만 한다면? 그건 운동이 아니라 노동만 될 뿐입니다. 운동으로 근육량을 늘리고 싶다면, 식단부터 확실히 짜야 합니다. 이 부분은 제가 3부에서 본격적으로 설명해드리겠습니다.

2부

제대로 알고
시작하자

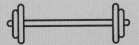

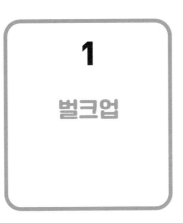

1

벌크업

떡 벌어진 어깨, 두툼한 가슴, 태평양 같은 등, 튼실한 하체. 우리가 원하는 모습은 바로 이런 게 아닌가요? 지금은 마르고 왜소하지만 누구나 다 이런 이상적인 모습을 상상하고 있을 거예요. 여러분들이 성공적인 체중 증량을 하실 수만 있다면, 이런 모습은 절대 남의 것이 아닙니다.

벌크업이라는 말, 아마 들어보신 적이 있을 겁니다. 우리가 꿈꾸는 멋지고 건강한 몸을 갖게 해줄 가장 효율적인 방법이자 최고의 목표입니다. 그런데 이 벌크업, 무슨 뜻인지 알고 계신가요? 덩치 키우기? 근육 키우기? 살찌우기? 벌크업에 대한 정확한 정의는 이렇습니다.

필요 이상의 열량을 섭취하여 근육 성장의 최적 환경을 조성하고 근육과 지방을 적절히 증량시키는 것.

조금 어렵죠? 이 말을 쉽게 표현하자면, '근육과 지방이 적절히 늘어날 수 있도록 많이 먹는 것', 더 간추려서 말하자면 '많이 먹어서 덩치를 건강하게 키우는 것'입니다. 마른 몸인 모델 이수혁 씨, 〈캡틴 아메리카〉의 배우 크리스 에번스 등이 몸짱이 된 것도 벌크업 덕분이죠.

우리 몸은 생각보다 근육량을 늘리는 걸 싫어합니다. 우리 메루치들은 근육량이 적은 편이지만 생활을 하는 데 지장이 있는 것도 아니고, 근육량 때문에 병에 걸린 적도 없습니다. 오히려 낮은 체지방과 가벼운 체중 덕분에 관절이 더 건강하고, 심폐지구력도 뛰어난 경우가 많아 체지방률이 높은 사람들에 비해 건강한 편입니다. 적은 체중과 근육량 때문에 정신적인 상처를 받을 수는 있지만 우리 몸에선 이만하면 충분하다고 판단하고 이 이상으로 늘리는 걸 불필요하다고 여기는 것이죠.

그래서 우리는 몸과 뇌에게 근육에 대한 필요성을 느끼게 하기 위해서 '운동(웨이트트레이닝)'이라는 외부적인 스트레스를 가하게 됩니다. 무거운 덤벨과 바벨을 밀고 당기고 들어올리고 내리면서, 근육이 더 자라나지 않으면 버티지 못하도록 만드는 것입니다.

이때 필요한 것이 바로 영양입니다. 우리가 섭취하는 모든 영양이 근육으로 가면 참 좋겠지만, 안타깝게도(?) 우리 몸은 에너지를 생존에 필요한 부분에 우선적으로 배분을 하고 나서 근육에 투자를 합니다. 즉, 체온 조절, 심장 박동, 호흡 유지 등을 위해 각종 장기에 필요한 에너지를 쓰고 남으면 근육을 만들어냅니다. 에너지가 부족하다면 우리 몸은 근육도 과감하게 분해해서 사용합니다. 그렇습니다. 영양을 사용할 때 근육량을 늘리는 건 우리 몸에서 우선순위가 절대 아닙니다.

근육은 우리가 섭취하는 음식이 충분해서 에너지가 넘쳐흐를 때 성장할 수가 있어요. 운동을 통해 근육을 자극시킨 후 근육량을 늘려줄 충분한 에너지가 공급될 때 근육은 비로소 성장하게 됩니다. 다시 말해, 근육은 체중이 늘어나는 상황에서 성장을 한답니다. 체중이 감소되는 상황에선 절대로 근육량은 늘어나지 않아요. 세계적인 보디빌더이자 근육만으로 기네스북에 오른 로니 콜먼조차 체중이 빠질 땐 아무리 운동을 해도 근육은 늘어나지 않습니다.

늘어나는 체중이 모두 근육량이라면 얼마나 좋을까요. 하지만 체중이 늘어난다면 같이 따라올 수밖에 없는 그림자 같은 존재가 바로 '체지방', 즉 살입니다. 다시 말하면, 최고의 근육량을 얻기 위해서는 어쩔 수 없이 약간의 체지방을 가져가야 한다는 뜻이기도 합니다. 근육과 체지방을 5:5로 얻는다면 성공적인 벌크업이고, 근육과 체지방이 4:6이라도 나쁘지 않은 벌크업입니다.

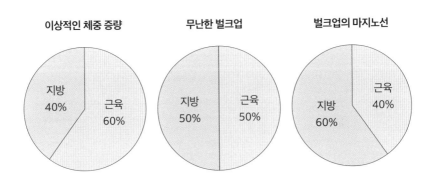

자, 그럼 다시 한번 '벌크업'의 정의를 읽어볼까요?

필요 이상의 열량을 섭취하여 →
에너지가 충분할 수 있도록(체중이 늘어나도록) 음식을 섭취하여

근육 성장을 위한 최적의 환경을 조성하고 →

우선순위에 에너지를 쓰고도 남아 근육에 투자할 수 있도록 하고

근육과 지방을 적절히 증량시키는 것. →

운동으로 근육과 지방을 건강하게 증량시키는 것.

이제 벌크업이 무슨 뜻인지 잘 아시겠죠? 이 책을 요약한 것이 비로 앞의 문장들이며 본문의 영양, 운동에 관한 내용은 모두 저 개념을 기반으로 쓰였습니다. 벌크업의 정의를 생각하면서 지금부터 이 책을 읽어보세요. 여러 조각들이 모여서 벌크업이라는 하나의 퍼즐이 맞춰지는 듯한 느낌을 받으실 겁니다. 자 그럼 우리가 그토록 원하는 벌크업 퍼즐 조각들을 모으러 가볼까요?

2
체지방

체지방은 우리 몸 안에 있는 지방을 뜻합니다. 지방도 우리 몸의 한 부분이기 때문에 필수적으로 있어야 하지만, 너무 높은 체지방은 오히려 몸에 안 좋은 영향을 미칩니다. 체지방률이 너무 높아지면 고지혈증, 심혈관계 질환, 당뇨병 등 각종 성인병에 노출될 가능성이 커질 뿐만 아니라, 겉보기에도 좋지 않지요. 체지방은 장기에 가장 가까운 부위인 배(특히나 아랫배)에 중점적으로 쌓이기 때문에 어깨가 넓어지지도 팔뚝이 두꺼워지지도 않는답니다(남성과 달리 여성의 경우엔 팔 뒤쪽에 체지방이 많이 쌓일 수 있습니다). 우리같이 얇디얇은 메루치들이 체지방만 많아지면 'E. T. 형 메루치'가 될 수 있다는 것이죠. 그러니 체중을 늘릴 때 가장 경계해야 될 것이 체지방이기도 합니다.

앞에서 벌크업에 대해 알아봤는데요. 그럼 '살크업'이라는 말은 들어보셨나요? 덩치를 키우고 싶어서 체중을 늘렸지만 잘못된 방법으로 인해 근육이 아닌 체지방만 늘어 살로만 '벌크업'을 한 경우를 장난스럽게 일컫는 말입니다. 체지방 대비 근육의 비율이 30% 이하로 떨어지면 살크업이라고 할 수 있지요. 대부분의 메루치들이 체중을 늘리는 데만 급급해서 이런 실수를 저지릅니다.

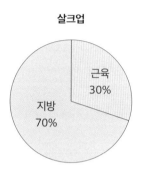

몸에 축적되어 있는 지방은 체지방량과 체지방률로 얼마나 많고 적은지를 알 수 있어요. 체지방량은 보통 kg으로 나타내며, 체내에 절대적인 체지방의 양이 얼마나 있는지를 질량으로 말하는 것이고, 체지방률은 보통 %로 나타내며, 체지방량이 내 체중에서 몇 퍼센트를 차지하고 있는지를 비율로 표현한 것입니다.

성인 남성의 평균 체지방률: 10~20%
성인 여성의 평균 체지방률: 18~28%

체지방이 평범하거나 낮은 수준이면 벌크업같이 약간의 지방을 감수하더라도 최대치의 근육량을 얻을 수 있는 방법으로 체중 증량을 하면 되지만, 문제는 체지방이 많은 마른 비만입니다. 처음부터 마른 비만인 메루치는 거의 없습니다. 10대에서 20대 초반까지는 체지방률이 15% 이하로 정상 범주에 있으나, 20대 중후반이 넘어가면 잘못된 식습관과 음주, 부족한 운동으로 점점 체지방이 쌓이면서 마른 비만으로 악화되는 경우가 대부분이죠. 체지방률이 정상치보다 너무 높은 메루치들은 근육뿐만 아니라 체지방도 함께 늘어나는 벌크업을 하기엔 부담스러울 수밖에 없습니다. 이럴 때는 벌크업이 아닌 약간 다른 방법으로 운동을 해야 될 수도 있습니다.

내가 현재 체지방률이 어떻게 되는지 알 수 있다면, 근육형 메루치인지 마른 비만 메루치인지 평범한 메루치인지 알 수 있고, 그에 따라 건강하고 탄탄하게 체중을 늘리기 위해 어떠한 형태로 운동을 해야 되는지 그 방향을 잡을 수 있어요.

내 몸의 체지방 분석하기

체지방을 분석하는 방법은 크게 두 가지가 있습니다. 건강검진하는 병원이나 헬스장에 비치되어 있는 '체성분검사기(인바디)'를 활용하기도 하고, 복부와 허벅지같이 체지방이 집중적으로 쌓이는 부분의 두께를 '피부두겹측정기'라는 집게 모양 도구로 측정하기도 하지요.

체성분검사기를 통해 간편히 측정해보면 좋겠지만 메루치 독자분들 중엔 헬스장을 다니지 않는 분들도 꽤 많을 테고, 피부두겹측정기를 구하더라도 꽤 숙련된 측정자가 하지 않으면 오차가 크게 나올 수밖에 없습니다. 이렇게 상황이 여의치 못한 메루치들을 위해 추천하고 싶은 방법은 바로 '눈바디' 측정이에요. 측정기를 사용하는 게 아니라 눈으로 체지방을 파악하는 방법인데, '인바디 검사를 눈으로 한다'라고 해서 운동하는 사람들 사이에서는 이렇게 통용되고 있답니다. 물론 앞서 말했던 두 가지 방법에 비해선 정확도가 떨어질 수 있지만, 아무런 도구가 필요 없이 언제 어디서나 손쉽게 파악할 수 있다는 장점이 있지요.

다음의 그림과 비교해보는 눈바디 방법도 있습니다. 스마트폰이나 카메라를 준비하고, 타이머를 맞춰놓은 뒤, 상의를 벗은 상태에서 사진을 찍습니다. 내 사진과 그림을 비교하면서 체지방률을 파악합니다. 체지방률을 파악했다면, 날짜, 시간, 체중, 체지방률도 함께 기록해놓으세요. 그러면 내 몸에 대해 좀 더 구체적인 데이터가 축적되는 셈이지요.

체지방률 예시

남성

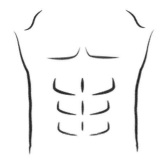

10% 이하
하복부(王자의 가장 아랫부분)가 선명하게 보임.

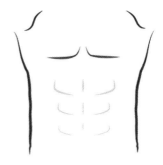

10~12%
하복부가 희미하게 보임.

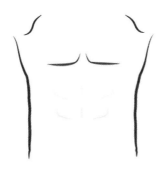

12~15%
하복부는 잘 보이지 않지만,
식스팩 중 위의 4팩이 살짝 보이는 정도

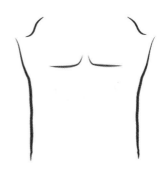

15~18%
배에 힘을 줘야
상복부(王자의 윗부분)의 2팩이 살짝 보임.

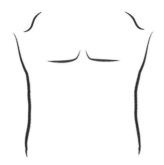

18% 이상
배에 힘을 줘도 복근 라인이 전혀 보이지 않음.

여성

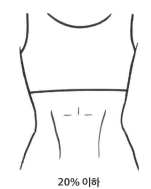

20% 이하
식스팩 중 윗부분 4개의 복근이 살짝 보임.

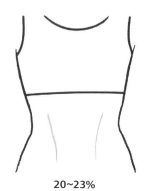

20~23%
식스팩이 보이지 않고 일자 복근이 보임.

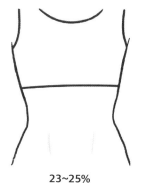

23~25%
힘을 주면 일자 복근이 살짝 보임.

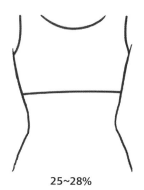

25~28%
일자 복근이 전혀 보이지 않지만
아랫배가 나와 있지는 않음.

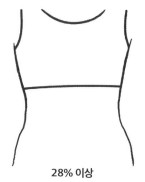

28% 이상
서 있을 때도 아랫배가 살짝 나온 게 보임.

나는 어떤
메루치일까
타입에 따른
체중 증량 가이드

메루치라도 다 똑같은 메루치가 아닙니다. 근육형 메루치가 있고, 비만형 메루치 있으며, 완전한 저체중 메루치, 말랐지만 보기 좋게 호리호리한 메루치 등등. 경도비만, 고도비만, 근육형 비만처럼 비만의 유형이 다양하듯 마른 사람들도 근육량과 체지방률, BMI(체질량지수)에 따라 다양한 유형으로 나뉠 수 있습니다. 그렇기에 유형별로 운동과 식단의 전략을 다르게 짜야 효율적입니다. 하지만 대개 전문가들은 이런 걸 파악하지 않고 '무조건 많이 먹고 운동해라'라는 일률적인 조언밖에 하지 않습니다. 저는 이게 참 싫었어요. 배 나온 마른 비만 메루치한테 한 달에 10kg씩 벌크업하라고 하면 E.T.가 될 뿐이니까요.

그래서 제 경험과 6~7년 동안 만난 수백 수천의 마른 사람들의 데이터를 토대로 메루치 분류법과 유형별 가이드를 만들었습니다. 먼저 공식대로 BMI를 계산해보세요.

$$\text{BMI:} \quad \frac{\text{체중(kg)}}{\text{키(m)} \times \text{키(m)}}$$

체중이 키가 188cm, 체중이 60kg이었던 메루치 시절의 제 BMI 수치를 계산해보자면,

$$\text{BMI:} \quad \frac{60(\text{kg})}{1.88(\text{m}) \times 1.88(\text{m})} = 16.98$$

이 체질량 지수와 체지방률을 갖고 아래 그래프(9분면 차트)에 대입해보세요.

9분면 차트 예시

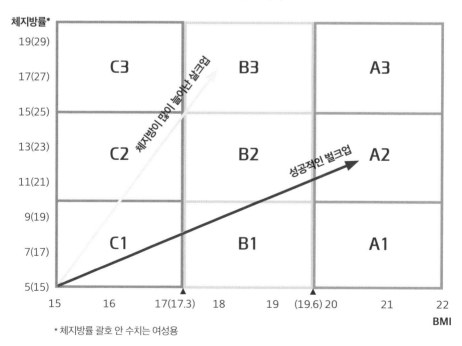

* 체지방률 괄호 안 수치는 여성용

A에 가까울수록 몸이 두껍고,

C에 가까울수록 몸이 얇습니다.

1에 가까울수록 마른 근육형이고,

3에 가까울수록 마른 비만입니다.

1에 가까울수록 체중 증량하기에 적합한 상태이고,

3에 가까울수록 체중을 천천히 증량하거나 약간의 다이어트 후 벌크업

　을 해야 될 수도 있습니다.

1에 가까울수록 비교적 식습관이 규칙적일 가능성이 크고,

3에 가까울수록 잘못된 식습관으로 살크업이 됐을 가능성이 큽니다.

　　체중이 증량될수록 C에서 A로 이동을 하는데, 숫자(1~3)가 커지지 않
도록 해야 탄탄하게 증량이 됩니다. 즉, 그래프의 각도가 완만하게 오른쪽
으로 이동할수록 건강하게 체중을 늘리는 것입니다.

　　기본적으로 체지방률이 낮은(남성 15% 이하, 여성 23% 이하) 탄탄한
메루치들은 남들보다 좀 더 빠르게 증량이 가능합니다. 몸이 원체 가볍기
도 하지만, 지방에 비해 근육량이 많기 때문에 맨몸운동도 쉽고 빠르게 적
응할 수 있고, 체중을 늘리는 과정에서 불필요한 체지방이 약간 붙더라도
본래 갖고 있던 지방의 양이 적었기에 티가 잘 나지 않지요.

　　반면 체지방률이 높은(남성 15% 이상, 여성 23% 이상) 마른 비만형
메루치들은 이미 체내 지방의 양이 많기 때문에 조심스럽게 체중을 늘

려야 합니다. 우리 메루치들은 좀 더 자신감 있고 건장한 몸을 갖기 위해서 체중을 늘리고자 하는 건데, 살찌우다가 체지방률이 너무 높아져(남성 20% 이상, 여성 32% 이상) 건강에 적신호가 오면 안 되잖아요.

그러므로 앞에서 알아낸 메루치 유형에 따라 살찌는 방법은 다르게 진행해야 합니다. 다음은 아홉 가지 유형으로 나눠 분석한 결과인데요. 벌크업과 다이어트에는 상한선과 하한선이 있습니다. '현재 체중의 몇 %까지'로 표기되어 있는 수치가 벌크업 상한선인데요. 해당 기간에 수치만큼 체중을 증량하길 권장하며 그 이상으로 체중을 늘린다면 체지방률이 정상치를 벗어날 수 있다는 뜻입니다. 마이너스로 표기된 다이어트 하한선은 정상적인 체지방률로 돌아오기에 적절한 기간의 체중 감량 폭으로서, 본격적으로 벌크업을 시작하기에 적합한 시점을 뜻하는 것입니다.

즉, 50kg인 사람의 벌크업 상한선 가이드가 '벌크업(5~6개월): 현재 체중의 25%까지'로 되어 있다면, 5~6개월 동안 체중의 25%인 12.5kg를 늘리길 권장한다는 뜻입니다. 물론 이 상한선과 하한선은 메루치양식장 400~500명 회원들의 평균적인 데이터를 토대로 한 것으로 개인의 유전적 요인 그리고 식단과 운동의 실천 여부에 따라 오차가 발생할 수 있습니다. 그리고 체지방이 남성은 15~18%, 여성 23~30%를 넘지 않는 선에선 계속 증량이 가능합니다. 상한선 이후엔 체중을 천천히 올리거나, '체지방만 깎아내는 다이어트(커팅)'를 할 수 있습니다.

C1:
마른 장작 메루치

누가 봐도 정말 말랐다고 말할 수 있을 정도로 저체중입니다. 하지만 흔히 말하는 마른 복근(식스팩)이란 게 선명하게 있고, 팔다리에 핏줄이 꽤나 잘 보일 정도로 체지방률이 낮습니다. 또한 적은 체중에 비해 근육량이 많기에 맨몸운동을 빠르게 습득할 수 있는 타입입니다. 순발력이 좋아 스포츠를 잘하고, 유산소운동(축구, 농구)을 좋아하는 경우가 많습니다. 살을 찌울 때 체지방에 대한 염려가 적어서 다른 타입들보다 극적으로 체중을 증량할 수 있습니다.

벌크업(5~6개월): 현재 체중의 25%까지

유산소운동을 즐기는 경우: 빈도를 줄이거나 운동한 만큼 칼로리를 꼭 보충해야 합니다. (예: 축구 1시간에 400~500kcal)

해당되는 유명인: 피터 크라우치(축구선수 201cm, 75kg), 메루치 시절 이가람(저자 188cm, 55kg)

C2:
일반적으로 마른 메루치

정말 많이 말랐지만 체중 대비 보통 정도의 근육량과 체지방을 갖고 있는 타입입니다. 힘을 주면 복근이 약간 보일 정도이며 간혹 가다 스포츠를 즐기는 사람이 많고, 맨몸운동(푸시업, 턱걸이)도 적당히 할 수 있습니다. C1만큼은 아니지만 건강한 음식들과 규칙적인 생활을 철저히 지킨다면 꽤 체중을 증량시킬 수 있습니다.

벌크업(4~5개월): **현재 체중의 20%까지**

C3:
심각한 마른 비만 메루치

극소수의 정말 심각한 마른 비만 타입입니다. 정말 말랐음에도 불구하고 체지방이 많아서, 팔다리는 굉장히 얇은데, 배가 나온 E.T. 형 몸매인 경우가 많습니다. 운동을 즐기지 않는 편이 대다수이고, 선천적으로 체지방이 높았다기보다는 잘못된 식습관이나 올바르지 않은 증량 방법으로 체지방이 많아진 것이지요. 나이가 들어서 근육량이 소실되는데, 운동은 전혀 하지 않아서 체지방은 늘어나는 40~50대 중년 메루치들이 여기에 주로 해당됩니다. 체중 대비 근육량이 적기 때문에 맨몸운동도 힘들 수 있지만, 다르게 말하면 맨몸운동만으로도 충분히 근육량이 늘어날 수 있습니다. C1, C2보다도 훨씬 더 건강하고 규칙적인 식습관을 갖고 운동을 해야합니다.

벌크업(5~6개월): **현재 체중의 10~15%까지**

아무리 말랐어도 건강을 위해서 체지방을 정상수치(15% 이하)로 만들어야 합니다. 그러려면 다이어트를 해야 하는데, 메루치들은 그 체중에 다이어트라면 심리적으로 참 부담이 될 겁니다. 그래서 '상승 다이어트'라는 방법을 권합니다. 상승 다이어트란 체지방은 낮추고 근육량은 서서히 올리는 방법인데, 일반적인 경우엔 성공하기 힘들고, C3 타입처럼 운동 경험이 전무하고 근육량이 굉장히 적은 경우에 철저한 식습관과 규칙적인 생활 그리고 운동이라는 3박자가 맞추어졌을 때 가능한 방법입니다.

상승 다이어트

한 달 기준 증량 폭: 체중의 1.5~2%

(체중 50kg 기준, 한 달에 0.75~1kg 증량)

식습관: 정말 철저한 식이요법이 요구됩니다.

— 1일 소비열량에서 250~300kcal 정도만 더 섭취합니다.

— 탄수화물은 현미밥, 고구마 등 GI(75쪽 참조)가 낮은(70 이하) 것으로만 구성해야 합니다.

— 끼니마다 닭가슴살, 계란 같은 단백질원이 15~20g 정도 포함되어 있어야 합니다.

— 4~5번으로 끼니를 나눠 먹되, 끼니마다 칼로리는 일정해야 합니다 (하루 2,000kcal를 4번에 나눠 먹는다면, 500kcal씩).

생활: 완벽하게 규칙적이어야 합니다.

— 잠은 7시간 이상 잡니다.

― 정해놓은 식사 시간은 놓치지 않습니다.

운동: 체지방을 연소해야 합니다.

― 웨이트트레이닝은 다른 타입들과 똑같이 진행합니다.

― 웨이트트레이닝이 끝난 후 유산소운동(러닝, 사이클)을 30~60분
합니다.

B1:
탄탄한 모델핏 메루치

체중이 적고 마르긴 했지만, 꽤나 근육량이 있는 타입입니다. 옷을 입
고 있을 때는 영락없는 메루치지만, 옷을 벗으면 흔히 말하는 '잔근육'이
있기에 탄탄해 보입니다. 대부분의 남자 연예인들과 모델들이 여기에 속
하는 듯합니다. 조금만 운동하더라도 덩치가 있고 몸도 좋아 보이는 A1
정도로 성장할 수 있습니다.

맨몸운동만으로도 근육량이 늘어날 수 있으나, 이미 어느 정도의 근
육이 있는 상태라 잘 오르지 않을 수 있습니다. 기초 체력만 다지고 헬스
장에서 웨이트트레이닝을 중점적으로 하는 걸 권합니다('헬스장에서 5kg
늘리기' 참고).

벌크업(5~6개월): **현재 체중의 20%까지**

해당되는 유명인: **김영광(모델 187cm, 70kg)**

B2:
일반적인 메루치

대부분의 메루치가 여기에 해당됩니다. 주변 사람들에겐 말랐다는 소리를 자주 듣지만, 메루치들 중에선 평균입니다. 근육량이 아주 적은 것도 아니고 체지방이 아주 많은 것도 아닙니다. 그래서 간혹 운동의 필요성을 못 느끼고 식이요법만으로 체중을 늘리려고 할 수도 있는데, 그렇게 한다면 영락없는 마른 비만 메루치가 될 뿐이죠. B1과 비슷하게 맨몸운동만으로 근육량을 늘리기엔 효율성이 떨어질 수 있습니다. 웨이트트레이닝이 필수입니다. 가장 이상적인 목표는 B2에서 A2로 이동하는 것입니다.

벌크업(4~5개월): **현재 체중의 15%까지**

B3:
마른 비만 메루치

대부분의 마른 비만인 사람들이 여기에 해당됩니다. 처음부터 B3이었기보다는, C2나 B2에 있던 메루치들이 잘못된 식습관과 운동의 부재로 B3으로 이동한 경우가 많습니다. 연령대로는 20대 후반부터가 많은데, 체내 근육량을 유지를 시켜주던 남성호르몬 수치가 20대 후반 이후로 떨어져서 대사량은 점점 줄어들기 때문이에요. 게다가 취업을 하게 되어 회식과 술자리가 잦아지고, 결혼을 하면 하루 한두 끼 겨우 먹던 메루치들이

세 끼 이상을 꼬박꼬박 챙겨먹으면서도 운동은 안 하니 체지방으로만 체중이 늘어나서 살크업이 되기 십상입니다.

B3의 마른 비만 메루치는 두 가지 방법 중 하나를 선택할 수 있습니다.

다이어트 → 벌크업

약간의 다이어트를 통해 C1, C2로 체지방을 떨어뜨리고 다시 벌크업을 해서 A2로 가는 방법이에요. 잘못된 식습관으로 늘어난 체지방을 다이어트로 걷어내고 다시 체중을 늘립니다. 현재 체중에서 5~10% 정도 빼고, 그 체중에서 다시 10~15% 늘리는 것이지요.

> 다이어트(1~2개월): **현재 체중의 -10~-5%까지**
> → 벌크업(5~6개월): **다이어트한 체중에서 10~15%까지**

린매스업lean mass up

마른 사람이 다이어트를 해야 한다면, '린매스업'도 좋은 선택이 될 수 있습니다. 린매스업이란 체지방은 거의 늘리지 않고 근육량 위주로만 체중을 올리는 방법을 말합니다. 단 벌크업에 비해서 얻을 수 있는 근육량은 약간 더 적고, 훨씬 더 철저한 식단이 요구됩니다. 굉장히 깔끔한(GI가 낮고 고단백) 음식들로 구성을 해야 하기에 세심하고 철저한 관리와 의지가 필요합니다.

> 린매스업(3~4개월): **현재 체중의 5~10%까지**

한 달 기준 증량 폭: 체중의 2% 정도

(60kg 기준, 한 달에 1.2kg 정도 증량)

식습관: 정말 철저한 식이요법이 요구됩니다.

— 1일 소비열량에서 300kcal 정도만 더 섭취합니다(체중에 따라 약간 달라질 수 있습니다).

— 탄수화물은 현미밥, 고구마 등 GI가 낮은(70 이하) 것으로만 구성해야 합니다.

— 끼니마다 닭가슴살, 계란 같은 단백질원이 15~20g 정도 포함되어 있어야 합니다.

— 4~5번으로 끼니를 나눠 먹되, 끼니마다 칼로리는 일정해야 합니다 (하루 2,000kcal를 4번에 나눠 먹는다면, 500kcal씩).

생활: 완벽하게 규칙적이어야 합니다.

— 잠은 7시간 이상 잡니다.

— 정해놓은 식사 시간은 놓치지 않습니다.

운동: 웨이트트레이닝은 다른 타입들과 똑같이 진행합니다.

A1:
더 이상은 메루치가 아닌 고등어

사실 A1 타입이면 메루치라고 생각하진 않을 겁니다. 몸이 아주 두껍진 않지만, 체지방도 적고 근육도 꽤 많은 피트니스 모델에 가깝기 때문이죠. 쉽게 밀해서 그냥 몸짱입니다. 보디빌더급은 아니지만 동네 헬스장에서 뽐내고 다닐 수 있을 정도. A1타입은 메루치 유형이라기보다는 B나 C 타입의 메루치들이 짧으면 1년, 길면 2년 동안 달성해야 될 목표라고 생각하시면 됩니다.

A1 박스에서 우측 하단에 가까우면 가까울수록 근육량이 유전적인 한계에 점점 도달하고 있기에 근성장이 점차 더뎌질 수밖에 없습니다. 꽤나 근육량이 많으므로 한 달 기준 2% 내외로 체중을 늘리는 걸 권장하고 (A1 박스에서 좌측 상단에 위치한다면 2.5%까지도 괜찮습니다), 맨몸운동보다는 웨이트트레이닝처럼 중량과 횟수로 강도를 올릴 수 있는 운동이 좋습니다. 3~4%를 초과하여 체중을 늘리면 살크업이 될 가능성이 있으니 조심해야 합니다.

해당되는 유명인: 줄리엔강(배우/모델 194cm, 90kg), 차승원(배우 188cm, 77kg), 현재 이가람(저자 188cm, 85kg)

A2:
메루치를 갓 탈출한 덩치 좀 있는 일반인

　더 이상은 말랐다고 놀림을 받을 정도는 아니고, 적당하게 근육도 있고 복근도 살짝 보이고 '어깨 깡패'까진 아니더라도 약간 덩치 있는 수준입니다. B1이나 B2의 메루치들이 탄탄히 체중을 늘리면 이 타입이 됩니다. 이 단계에서 만족하고 운동과 식이요법을 중단하는 경우도 많습니다. 아직은 체중과 근육량에 대해 갈증을 느낄 수 있는 타입이라, 3~4개월 정도 집중하여 A1으로 이동하는 걸 권합니다.

　벌크업(3~4개월): 현재 체중의 5~10%까지
　해당되는 유명인: 이민호(배우 187cm, 71kg)

A3:
그냥 비만 메루치

　근육량은 C1이나 B2 정도인데 체지방만 많이 쌓인 타입입니다. 체중계의 수치만 높고 여전히 마르다는 느낌을 지울 수 없는 배 나온 비만 메루치인 것이죠. 그런데 근육량이 아주 적지도 않고 전체적으로 체지방이 많아서 얼굴에도 도톰하게 살이 올라온 상태라 언뜻 보기엔 메루치라기보단 그냥 경도비만처럼 보일 수도 있습니다. B2에서 급격하게 체중을 늘리는 경우, C1에서 잘못된 식습관으로 살만 찐 경우, 이 타입이 될 수 있습니다.

A3의 경우 근육량이 엄청나게 적은 것도 아니기에 C3처럼 상승 다이어트를 유도할 수도 없습니다. B3의 경우처럼 다이어트-벌크업, 린매스업 이렇게 두 가지의 방법으로 나뉘긴 하나, 다이어트-벌크업을 좀 더 권장합니다.

다이어트 → 벌크업

다이어트(1~2개월): 현재 체중의 -10~-5%까지

→ 벌크업(5~6개월): 다이어트한 체중에서 10~15%까지

린매스업

린매스업(3~4개월): 현재 체중의 2~8%까지

한 달 기준 증량 폭: 체중의 2% 정도
(60kg 기준, 한 달에 1.2kg 정도 증량)

식습관: 정말 철저한 식이요법이 요구됩니다.
— 1일 소비열량에서 300kcal 정도만 더 섭취합니다(체중에 따라 약간 달라질 수 있습니다).
— 탄수화물은 현미밥, 고구마 등 GI가 낮은(70 이하) 것으로만 구성해야 합니다.
— 끼니마다 닭가슴살, 계란 같은 단백질원이 15~20g 정도 포함되어 있어야 합니다.

— 4~5번으로 끼니를 나눠 먹되, 끼니마다 칼로리는 일정해야 합니다
  (하루 2,000kcal를 4번에 나눠 먹는다면, 500kcal씩).

생활: 완벽하게 규칙적이어야 합니다.
— 잠은 7시간 이상 잡니다.
— 정해놓은 식사 시간은 놓치지 않습니다.

운동: 웨이트트레이닝은 다른 타입들과 똑같이 진행합니다.

3부

살찌는
식단 짜기

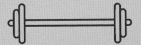

1

1일
소비열량

적을 알고 나를 알면 백전백승. 살을 찌우고자 한다면 체중이 늘어나는 원리를 깨우쳐야 합니다. 그냥 많이 먹으면 살찌는 거 아니냐고요? 맞습니다. 많이 먹어서 살이 찐다는 건 당연한 사실입니다. 그리고 이게 체중 증량의 절대 진리입니다. 우린 앞으로 많이 먹을 거예요. 그동안 제대로 많이 못 먹어서 살이 안 쪘던 거잖아요? 하지만 이제는 여러분이 그동안 수없이 했던 그저 '많이만' 먹는 방식이 아닙니다. 얼마나, 어떻게 많이 먹어야 하는지 그 정확한 값을 찾기 위해 여러분의 식습관을 철저히 분석할 겁니다.

사람이 살이 찌는 건 평소보다 '많이' 먹기 때문인데, 이 '많이'라는 말은 체중을 유지할 수 있는 양을 초과했다는 것을 뜻합니다. 결국 내 **체중이 유지되는 값(칼로리, 음식의 양)**'을 알면 그보다 더 먹어서 체중을 늘릴 수 있게 되는 것이죠. 간단하고 별것 없어 보이죠? 하지만 이게 우리가 체중을 늘릴 때 그 무엇보다도 가장 중요한 값입니다.

우리는 하루 24시간 동안 항상 에너지를 소모합니다. 밥을 먹을 때는 내장기관이, 생각을 할 때는 뇌가, 운동을 할 때는 전신의 근육이 에너지를 씁니다. 심지어 잠을 잘 때도 신체를 유지하기 위한 에너지가 꽤 많이 필요합니다. 그리고 우리는 음식을 먹고 마시면서 에너지를 충당합니다. 밥이나 빵으로 탄수화물을 섭취하고, 육류나 콩으로 단백질과 지방을 채우게 되죠. 만약 섭취하는 에너지가 충분해서 넘친다면 몸에 축적을 하고, 모자라면 축적해놓은 에너지를 갖다 씁니다.

소모되는 에너지와 섭취하는 에너지의 양이 같다면 체중은 유지되고

소모 에너지 = 섭취 에너지 ⇨ 체중 유지

소모되는 에너지가 섭취하는 에너지보다 많다면 체중은 감소되고

소모 에너지 > 섭취 에너지 ⇨ 체중 감소

소모되는 에너지가 섭취하는 에너지보다 적다면 체중은 증가됩니다.

소모 에너지 < 섭취 에너지 ⇨ 체중 증가

메루치들 대부분은 현재 체중이 늘거나 빠지거나 하지 않고 체중이 유지되고 있을 거예요. 그렇다면 현재 섭취하고 있는 에너지의 양이 소모되는 에너지의 양과 같다는 뜻입니다. 그런데 현실적으로 내가 소모하는 에너지의 양을 계산할 수는 없으니, 평소에 먹는 음식들을 계산해서 섭취하는 에너지의 값을 구한다면 그게 바로 '내 체중이 유지되는 에너지의 양'

이 되겠지요. 그 값을 kcal로 수치화한 것이 하루 동안 내 몸에서 소비되는 에너지의 양인 '1일 소비열량'입니다. 그 값보다 더 먹으면 체중은 무조건 늘어나고 그 값보다 덜 먹으면 체중은 무조건 줄어듭니다.

1일 소비열량 = 체중 유지 에너지 = 소모 에너지 = 섭취 에너지

1일 소비열량을 세부적으로 살펴보면 기초대사량 + 활동대사량 + 소화대사량으로 구성됩니다. 그런데 이 1일 소비열량을 기초대사량과 혼동하여 쓰는 경우가 많아요. 하지만 1일 소비열량은 말 그대로 하루 동안 소비되는 에너지의 총량이고, 기초대사량은 체온 조절이나 호흡 등을 하는 데 쓰이는 가장 기본적이고 기초적인 에너지이니, 기초대사량은 1일 소비열량 안에 포함되는 하위 개념인 것이죠. 활동대사량은 우리가 움직이거나 운동을 하면서 소모되는 에너지의 양이며 1일 소비열량의 10~20%에 해당됩니다. 소화대사량은 우리가 음식물을 소화하면서 내장 기관에서 소모되는 에너지의 양인데, 꽤 큽니다. 이 에너지만 1일 소비열량의 20~30%를 차지합니다. 기초대사량은 활동대사량과 소화대사량을 합친 것보다도 훨씬 큽니다. 1일 소비열량의 70~80%에 해당됩니다. 그래서 마른 사람들이 체중이 늘지 않는 이유가 활동량이 많아서라기보다 큰 비중을 차지하는 기초대사량이 남들보다 높아서일 수도 있죠.

2

나의 1일
소비열량을
구해보자

1일 소비열량. 체중을 유지해주는 절대적인 값으로서, 이 값보다 더 먹으면 체중이 늘어나고, 반대로 덜 먹으면 체중이 빠진다는 것. 이제 잘 아실 겁니다. 그렇다면 이 1일 소비열량을 과연 어떻게 구해야 되는 걸까요?

크게 두 가지 방법으로 나뉩니다. 3~7일 동안 식단을 직접 분석하는 '식이기록법'. 체중과 활동량을 공식에 대입하여 추정하는 '추정공식법'. 식이기록법은 시간이 오래 걸리되(3~7일) 정확도가 높고, 추정공식법은 시간이 거의 안 드는 반면(5분) 정확도가 떨어질 수 있습니다. 식이기록법을 더 추천하지만, 시간이 여의치 못한 분들은 추정공식법으로 계산해도 괜찮습니다.

식이기록법

체중이 일정하다는 전제하에(적어도 7일 이상 체중의 변동이 없다면) 평상시에 먹는 음식들의 하루 평균 칼로리를 계산하면 그 값이 1일 소비 열량과 근접하다는 전제로 측정하는 방법입니다.

1) 매일 아침 공복에 체중을 측정합니다.

이때 체중의 변동은 1kg 미만이어야 합니다.

2) 평소 그대로 식습관을 유지합니다.

식이기록법은 평상시 식습관을 토대로 해야 하기 때문에, 일부러 더 먹거나 덜 먹으면 안 됩니다.

3) 아침, 점심, 저녁, 간식, 야식 등 하루 동안 먹은 음식은 모두 사진을 찍습니다.

칼로리가 나와 있는 식품들은 따로 기록을 해놓거나 사진을 찍고, 사진과 함께 간략한 설명을 적어놓습니다. 예) 밥 1공기, 삼겹살 1인분.

4) 최소 3일에서 최대 7일 측정을 합니다.

3일 미만의 경우 정확도가 떨어질 수 있습니다.

5) 사진과 설명을 보고 칼로리를 계산합니다.

다음의 칼로리 표를 참고하거나 인터넷 검색으로 계산을 합니다.

6) 칼로리를 모두 합산하고 측정한 일수로 나눕니다.

3일 동안 측정했고, 칼로리 총합이 6,000kcal라면 6,000 ÷ 3 = 2,000 kcal입니다.

7) 계산된 값이 평균 섭취 칼로리이며 '1일 소비열량'입니다.

종류	단위	칼로리
주된 탄수화물원		
밥	1공기(햇반 큰 것, 식당 스테인리스 공기 기준)	300
라면	1봉지	500
고구마	200g(성인 주먹 정도)	250
감자	200g(성인 주먹 정도)	125
주된 단백질원(육류)		
계란(대)	1개	80
계란(소)	1개	60
계란 프라이(대)	1개	100
계란 프라이(소)	1개	80
돼지고기	1인분(150g)	250
소고기	1인분(150g)	200
닭가슴살	1덩이(100g)	100
음료		
아메리카노	1잔(360ml)	10
우유	1팩(200ml)	140
콜라	1캔(250ml)	108

주류		
소주	1병	400
맥주	500ml	200
야식 및 패스트푸드		
햄버거	1개	400
피자	1조각	200
치킨	1마리	1,500

* 주의사항
1. 칼로리가 높은 음식(밥, 육류, 튀김 등) 위주로 합산한다.
2. 칼로리가 낮은 음식(김치, 나물, 채소 등)은 포함하지 않는다.
3. 음식의 브랜드, 세부적인 종류에 따라 칼로리는 다를 수 있으니 영양성분표를 참고하여 기록한다.

추정공식법

식이기록법이 직접 기록하여 측정하는 방법이라 시간과 노력이 꽤 필요하지만 추정공식법은 공식에 대입만 하면 되기에 5분도 채 걸리지 않는 방법입니다. 1일 소비열량은 체중과 활동량에 영향을 많이 받기 때문에, 이 두 수치를 특정 공식에 대입하여 1일 소비열량을 추정하는 것입니다. 1일 소비열량에 큰 영향을 미치는 개인의 식습관을 고려하는 게 아니라서 정확도는 떨어질 수 있으나, 쉽고 빠르게 구할 수 있다는 장점이 있습니다.

표 1

남자 18~30세	(15.3 × 체중kg) + 679
남자 30~60세	(11.6 × 체중kg) + 879
여자 18~30세	(14.7 × 체중kg) + 679
여자 30~60세	(8.7 × 체중kg) + 829

표 2

활동 수준	활동 상수
매우 낮음	1.3
낮음	1.5~1.6
보통	1.6~1.7
힘듦	1.9~2.1
매우 힘듦	2.2~2.4

출처 - Roger W. Earle 외 편, 『퍼스널 트레이닝의 정수(*NSCA's Essentials of Personal Training*)』, 대한미디어, 4. 퍼스널트레이닝에서의 영양, 표4.3, 96쪽.

그럼 이 표를 참고해서 한번 계산해볼까요? 〈표 1〉의 값과 〈표 2〉의 값을 곱하면, 추정공식법으로 구한 1일 소비열량입니다. 〈표 2〉는 학생이나 사무직처럼 활동량이 적은 분들은 활동 수준 '낮음'으로, 몸을 많이 쓰는 직업을 가진 분들은 활동 수준 '보통' 또는 '힘듦'으로 합니다. 저를 예로 들어서 계산을 해보겠습니다.

만31세, 체중 84.5kg, 활동 수준이 보통인 트레이너

$$[(11.6 \times 84.5) + 879] \times 1.6 = 2{,}974$$

저의 1일 소비열량은 2,974kcal입니다.

그런데 추정공식법은 우리 같은 메루치들만 대상으로 만들어진 공식이 아니라 통통한 사람, 체중이 표준인 사람들까지 두루 포함하여 평균을 내는 것이기에 선천적으로 기초대사량이 높을 수 있는 우리 메루치들에게는 결과로 나온 값이 우리의 실제 1일 소비열량에 비해 약간 적을 수도 있습니다. 그래서 저는 2015년부터 수많은 메루치들의 데이터를 검토해본 경험을 바탕으로, 추정된 1일 소비열량의 값에 5~10%를 더합니다. 그러면,

$$2{,}974 \times 1.05 \sim 1.1 = 3{,}122 \sim 3{,}271kcal$$

이게 실제 우리 메루치들의 1일 소비열량과 비슷합니다. 부록에 있는 1일 소비열량표에 기입해보세요.

3

이제
목표를 세우자

메루치양식장에 찾아오시는 메루치들에게 저는 항상 이렇게 물어봅니다. "석 달 정도 프로젝트를 진행하실 텐데, 그 기간 동안 몇 kg 정도 찌우고 싶으세요?" 목표치를 물어보는 것이죠. 목표 체중이라는 건 동기부여와 구체적인 계획을 위해 필수 중 필수이기 때문입니다. 대부분은 이렇게 대답을 하세요. "한 10kg 정도 찌우고 싶어요." 평생 염원하던 워너비 체중은 누구나 다 있을 거예요. 꿈이 크면 깨져도 조각이 크다는 말이 있습니다. 목표를 높게 잡으면 성과가 그에 미치지 못하더라도 얻는 게 크다는 뜻이지요. 하지만 메루치들이 살을 찌우는 건 예외입니다.

우리는 건강하고 탄탄하게 살을 찌우고 싶은데, 그러기 위해선 근육량 위주로 증량을 해야 합니다. 그런데 근육량은 우리 생각처럼 잘 늘어나지 않습니다. 이전 벌크업 개념에서 설명했던 것처럼 우리 몸은 근육량을 늘리는 데 크게 관심을 갖지 않기 때문이죠. 운동을 꽤 한 몸짱들이 완벽한 식단과 흠잡을 데 없는 운동 스킬로 운동을 한다면 근육량을 한 달에 얼마나 늘릴 수 있을까요? 2kg? 3kg? 아닙니다. 순수 근육량으로 한 달에 300g도 늘리기 힘듭니다.

오히려 운동을 막 시작하는 메루치들이라면, 기본적인 근육량이라는 게 없었기 때문에 3~6개월까지는 폭발적으로 늘어날 수 있어요. 체계적으로, 정말 열심히 노력한 초심자 메루치라면 한 달에 최대 1kg 정도까지 늘어날 수 있습니다만 이건 너무나도 예외적인 경우이고, 대부분의 초심자는 체중 50kg 기준으로 한 달에 300~600g 근육량이 늘어난다고 생각하시면 돼요.

이렇게 생각하는 분들도 있을 거예요. '300~600g이면 너무 적은 거 아닌가요?' 그런데 사실 이만큼 늘어난다면 대단한 거예요. 우리가 고깃집에서 고기를 구워먹을 때 2~3인분 주문하면 양이 꽤 많죠? 또는 닭가슴살 3~6덩이라고 생각하면 부피가 꽤나 클 거예요. 그만큼의 근육이 매달 몸에 쌓인다니 어마어마하지 않나요? 게다가 체중이 늘어나면 체지방도 자연스럽게 쌓이기 때문에 실제 몸은 훨씬 더 두껍고 단단하게 변한답니다.

목표치 설정하기

그렇다면 '한 달 몇 kg'을 목표로 삼아야 근육과 체지방이 적절히 늘어날 수 있을까요? 일반적인 벌크업 가이드는 한 달 기준으로 현 체중의 2~3% 내외로 올리는 것입니다. 하지만 이제 막 운동을 시작한 초심자라면 원체 근육량이 없었기 때문에 근육량이 좀 더 빠르게 늘어날 수 있습니다. 그렇기에 약 3개월 차까지는 매달 3~4%로 좀 더 높은 기준을 잡아도 괜찮습니다.

> 일반적인 벌크업: 체중의 2~3%(한 달 기준)
> 초심자 메루치 벌크업: 체중의 3~4%(한 달 기준)

메루치 타입별 가이드에서 제시된 벌크업 상한선과 이 가이드를 토대로 여러분의 매달 증량 값을 계산해보세요. 예를 들어 B2 타입 메루치라면 벌크업 상한선이 4~5개월 동안 현 체중의 15%를 올리는 것이니, 매달 증량 폭을 3%로 잡습니다. 그렇다면 이렇게 되겠죠. (복리로 계산하지 않아도 됩니다.)

> 체중: 50kg (B2)
> 1개월 증량 폭: 3%
> 1개월 체중 증량 값: 1.5kg
> 1개월 후 목표: 51.5kg
> 2개월 후 목표: 53kg
> 3개월 후 목표: 54.5kg

여러분도 메루치 타입과 증량 값 가이드를 토대로 매달 체중 목표치를 정해서 다음 표에 직접 기입해보세요.

	날짜	목표 체중
1개월 후		
2개월 후		
3개월 후		
6개월 후		
1년 후		

　6개월, 1년 후까지 목표가 정해졌다면, 이제 심호흡을 하시고 눈을 살짝 감으세요. 여러분의 3개월, 6개월, 1년 뒤 체중과 건강해진 모습을 한번 상상해보세요. 가늘디가늘던 팔다리가 두꺼워지고 좁았던 어깨가 넓어지니 친구들도 변한 우리 몸을 보고 부러워하며 놀라고 있습니다. 설레지 않나요? 곧 그 꿈이 현실이 될 겁니다.

　그 꿈을 현실로 만들려면 방금 정한 목표를 이제 일주일 단위로 세분화해야 합니다. 한 달 목표를 주 단위 목표로 쪼개보세요. 장기적인 목표는 우리에게 방향을 잡아주고 동기부여를 해준다면, 단기적인 목표는 우리가 긴장의 끈을 놓지 않도록 만들어줍니다.

　현재 7월 1일 체중이 60kg이고 다음달 8월 1일 목표 체중이 62kg라면, 일주일에 약 500g씩 늘리는 셈이니 1주 단위로, 7월 7일은 60.5kg, 7월 14일은 61kg, 7월 21일은 61.5kg, 7월 28일은 62kg, 이렇게 목표를 주차별로 나누면 마치 '체중 증량 RPG'에서 매주 퀘스트를 깨는 것 같지 않나요? 3개월 차, 6개월 차 목표인 6kg, 12kg를 떠올리면 도통 이루어지지 않을 것 같지만, 매주 이렇게 목표치를 달성하고 다음 목표를 향해 나아간다면, 언젠가 뒤돌아봤을 때 놀랄 만큼 건강하고 탄탄하게 체중이 늘어나 있을 거예요. 부록에 있는 3개월(12주) 치 체중 증량 계획표를 활용해보세요.

목표 섭취 칼로리 구하기

1일 소비열량도 구했고, 매달, 매주 목표치도 설정했다면, 이미 반 정도는 성공하셨어요. 이젠 목표를 달성할 수 있도록 섭취해야 할 칼로리를 정해야 합니다.

1일 소비열량에 500kcal를 더 먹으면 매주 500g씩 체중이 늘어난다.

1일 소비열량은 우리가 소모되는 에너지의 양이기에 딱 그만큼만 먹게 되면 체중은 유지만 되고 변동이 없습니다. 여기에 만약 500kcal 정도를 더 먹게 되면 일주일에 0.4~0.5kg 정도가 증량이 돼요.

섭취한 음식이 모두 근성장 또는 체지방 축적이 된다고 가정할 때, 근육 1g을 합성하려면 약 5.5kcal, 체지방 1g을 축적하려면 약 7.7kcal의 열량이 필요합니다(Roger W. Earle 외 편, 『퍼스널 트레이닝의 정수』, 대한미디어, '체중 증가', 103쪽). 운동을 병행하는 일반적인 체중 증가의 경우, 지방과 근육의 비율이 1:1로 늘어나기 때문에(이 비율은 운동과 식단의 질에 따라 달라질 수 있습니다) 이를 기준으로 하여 한 달 2kg의 체중 증량을 목표로 한다면, 일주일에 약 500g씩 체중을 늘려야 하고, 하루 기준 70g을 늘려야 합니다. 이 70g 중 근육 35g, 지방 35g으로 채우려면, 근육 192.5kcal + 지방 269.5kcal = 462kcal가 필요합니다. 여기서는 계산상 편의를 위해 매일 약 500kcal 섭취로 주당 약 500g의 체중을 늘릴 수 있다고 하겠습니다.

예를 들어, 체중이 60kg, 1일 소비열량이 2,000kcal인 사람이 한 달 뒤 목표가 2kg를 늘리는 것이고, 매주 500g 증량하는 것이라면 1일 소비열량에 500kcal 정도를 더 먹으면 되는 것입니다. 그러면 다음 표처럼 정리가 되겠죠?

	값
1일 소비열량	2,000kcal
주당 증량 값(매주 늘려야 될 체중g)	500g
추가적으로 섭취해야 될 칼로리	500kcal
목표 섭취 칼로리 (1일 소비열량 + 추가 섭취 칼로리)	2,500kcal

그런데 여기서 주의해야 할 게 있어요. 섭취량만 늘려서 살을 찌우면 근육량이 늘어나지 않고 배만 나오기 때문에 우리가 건강하고 탄탄하게 살을 찌우기 위해선 운동이 필수입니다. 그래서 이 운동에서 소모되는 칼로리도 함께 고려해야 합니다.

보통 1시간 내외로 운동을 한다면 약 200kcal 정도 소모가 됩니다. 그런데 초심자 메루치는 대개 주 3~4회 운동하는 걸 권장하기 때문에 일주일 치로 합산하면 600~800kcal를 운동에 쓰는 것이죠. 이를 하루 평균 소모 칼로리로 나누면 약 100kcal가 됩니다. 이렇게 운동에서 소모되는 칼로리를 더 섭취해야 합니다. 1일 소비열량에서 약 100kcal 정도를 추가해 보세요. 앞에서 예로 든 표를 다시 작성한다면 다음과 같습니다.

	값
1일 소비열량	2,000kcal
주당 증량 값(매주 늘려야 될 체중g)	500g
추가적으로 섭취해야 될 칼로리	500kcal + 100kcal(운동 소모 칼로리)
목표 섭취 칼로리 (1일 소비열량 + 추가 섭취 칼로리)	2,600kcal

자 그럼 이 예시를 참고하여 부록의 1일 소비열량표를 작성해보세요.

식단을 구성할 때 가장 중요한 '목표 섭취 칼로리'를 여러분의 타입별 체중 증량 값에 의거하여 구해봤습니다. 이 값은 목표 체중에 도달시켜줄 '양'입니다. 어떤 음식을 먹는다고 하더라도 이 칼로리에 맞춘다면 목표에 도달이 가능합니다만 '양'보다 중요한 건 '질'이겠죠. 이 '양'에 맞추어서 드시되 체중을 질적으로 올려줄 또 하나의 포인트를 알려드리겠습니다.

내 벌크업 속도에 따라 체중 증량 값 조절하기

체중 증량 값에 영향을 미치는 요인

유전적 요인: 근육 성장에 좋은 유전자를 갖고 있다면 체중 증량 폭을 더 크게 잡아도 된다.

운동 이행률: 좋은 유전자를 가지고 식단을 꾸준히 지킨다고 하더라도 운동을 꾸준히 하지 않는다면, 근육량이 잘 늘어나지 않기에 체중 증량 값을 낮출 수밖에 없다.

식단 이행률: 짜놓은 식단을 얼마나 잘 지키느냐에 따라 증량 값을 높일 수 있다.

타고난 유전자를 갖고 있는 메루치는 3개월 기준으로 10kg 이상 벌크업에 성공하는 경우도 있었습니다만, 앞에 언급한 세 가지 요인 중 우리가 통제가 가능한 것은 운동과 식단뿐입니다.

유전적 요인을 반영하려면 통제 가능한 식단과 운동을 100% 이행하면서, 한 달 주기로 증량되는 체중의 근육과 지방 비율을 파악해봅니다. 근육이 60% 이상이라면 증량 폭을 더 높이고, 근육 비율이 40% 이하라면 증량 폭을 낮추는 게 좋습니다. 결론적으로 말하면,

한 달 기준으로 증량된 체중에서

근육이 60% 이상이라면 체중 증량 값을 1~1.5% 늘리기.

근육이 40% 이하라면 체중 증량 값을 0.5~1% 낮추기.

4

칼로리와
영양소
분석하기

근육량 위주로 탄탄히 증량하는 것은 벌크업, 체지방 위주로 배만 늘어나는 것은 살크업. 당연하게도 우리의 목표는 팔다리 가늘고 배만 나온 살크업이 아니라 탄탄하고 건강하게 찌우는 벌크업입니다. 이전에 배운 목표 칼로리는 우리를 살크업이든 벌크업이든 목표 체중에 도달하게 만들어주기만 할 뿐인데요. 이번에 배우는 내용들은 그 칼로리를 좀 더 근육량 위주로 쓰일 수 있도록 만들어줄 것입니다.

영수와 철수라는 일란성 쌍둥이가 있다고 가정해볼게요. 둘은 키가 175cm에 40kg, 체지방률 12%의 정도의 누가 봐도 메루치입니다. 둘 다 1일 소비열량이 2,000kcal고, 앞으로 똑같이 2,500kcal를 먹으면서 체중을 50kg까지 늘릴 거예요. 쌍둥이들은 똑같은 트레이너에게 똑같은 운동 루틴으로 훈련을 받습니다. 시간이 흐르고 그 둘은 50kg가 되었으나 영수는 근육량 위주로 살이 쪄서 체지방률 12%, 철수는 뱃살도 많이 늘어서 체지방률 20%가 나왔습니다. 유전적인 요인도 완벽하게 똑같고 섭취하는 칼로리와 운동도 동일했는데, 왜 이런 차이가 발생한 걸까요? 왜 영수는 벌크업이 되고 철수는 살크업이 된 걸까요?

바로 **식단의 질적인 차이** 때문입니다. 아무리 운동을 열심히 해도 3대 영양소인 탄수화물-단백질-지방을 어떻게 먹었느냐에 따라 이렇게 다른 결과가 나올 수 있습니다. 영수는 고구마나 현미처럼 GI가 낮은 탄수화물과 근육 성장에 필요한 단백질원을 충분히 섭취했고, 철수는 칼로리만 맞추고 맘대로 음식을 섭취했습니다.

그러면 탄수화물-단백질-지방을 얼마나 어떻게 섭취해야 하는지 알려드리겠습니다.

탄수화물

탄수화물이라고 생각하면 어떤 음식이 떠오르시나요? 밥, 빵, 면, 과일, 과자 등등 친숙한 음식들일 거예요. 이것들의 주성분이 탄수화물이고 우리가 주로 먹고 있기에 사실상 우리의 주된 에너지원이죠. 탄수화물은 우리 몸에서 가장 쉽고 빠르게 쓰이는 에너지원입니다. 단백질과 지방도 에너지로 쓰일 수는 있지만, 그럴 때는 '당신생'이라는 과정을 통해서 탄수화물로 바꾸어야만 가능합니다. 그렇기에 남들보다 대사가 높아 많은 에너지를 필요로 하는 우리 메루치들에게는 유독 이 탄수화물이 하는 역할이 굉장히 큽니다.

그런데 아시나요? 메루치들에게 좋은 탄수화물이 있고 나쁜 탄수화물이 있다는 것을. 어떤 탄수화물을 먹느냐에 따라 똑같은 칼로리를 먹는다고 하더라도 살크업이 될 수도 있고 벌크업이 될 수도 있습니다

　　탄수화물은 소장에서부터 흡수가 시작되어 혈당(혈액 내 포도당)으로 전환됩니다. 그러고는 우선적으로 에너지로 쓰이고, 남는 것들은 전부 다 지방으로 저장되지요. 하지만 이 혈당의 농도가 너무 높거나(고혈당) 낮으면(저혈당) 신체에 큰 문제가 생길 수 있어요. 혈당량을 급격하게 올리는 탄수화물을 섭취하면 우리 몸은 비상 상태로 인지하고 혈당량을 내려주는 역할을 하는 인슐린 호르몬을 많이 분비합니다. 그럼 그 많았던 혈당은 다 어디로 가게 되는 것일까요? 우리 몸에는 무한한 저장공간이 있지요. 바로 체지방, 즉 뱃살입니다. 남는 혈당은 뱃살로 차곡차곡 쌓입니다. 이렇게 혈당량을 급격히 올려주는 탄수화물을 '흡수가 빠른 탄수화물'이라고 합니다.

　　또 어떤 탄수화물은 혈당량을 천천히 올려줍니다. 그러면 인슐린을 많이 분비할 필요가 없습니다. 우리가 운동을 할 때 에너지로 쓰이거나 근육을 성장시킬 때 활용을 할 확률도 높아지죠. 그러고도 남는다면 약간의 체지방으로 저장하게 됩니다. 이렇게 혈당량을 천천히 올려주는 탄수화물을 '흡수가 느린 탄수화물'이라고 합니다.

　　그럼 어느 정도 답이 나왔죠? 우리 메루치들이 멀리해야 될 것은 체지방이니, 흡수가 느린 탄수화물 위주로 식단을 꾸려야 근육량 위주의 벌크업이 될 수 있습니다. 특히나 마른 사람들은 체중을 늘리려고 늘 많은 양의 칼로리와 탄수화물을 섭취하고 있는 상태라 늘 에너지도 혈당도 충분한 상태입니다. 이런 상황에 흡수가 빠른 탄수화물로 혈당량을 급격하게 올리게 된다면? 그렇게 늘어난 혈당이 전부 체지방으로 저장되겠지요. 그

런 상황이 지속된다면 배 나온 메루치가 되는 것은 둘째치고, 인슐린 민감도가 낮아져서 당뇨병에도 노출이 될 수 있어요.

사실 우리 메루치들보다 혈당에 훨씬 민감한 사람들이 바로 당뇨병 환자들입니다. 흡수가 빠른 탄수화물을 조금만 먹게 되면 위험해지기 때문에 영양학자들이 당뇨병 환자들을 위해 탄수화물의 흡수 속도를 나타내는 지수를 만들었습니다. 그게 바로 혈당지수, GI(glycemic index)입니다. 특정 탄수화물을 섭취했을 때 얼마나 빠르게 혈당으로 전환되는지를 수치화한 것인데, 50g 섭취한 후 2시간 주기로 혈당을 측정하여 혈당곡선을 그린 뒤 포도당을 50g 섭취했을 때를 기준(100)으로 하여 비교한 수치입니다. 지수가 70 미만이면 낮은 편, 70 이상이면 높은 편이라고 볼 수 있어요.

GI가 낮은 탄수화물은 대표적으로 현미, 고구마, 감자, 호밀 등이 있고, GI가 높은 탄수화물로는 백미, 면, 빵 등 좀 더 정제된 형태가 많습니다. 그동안 백미를 먹었다면 이제부터 현미를 섞어서 먹고, 라면을 자주 먹는다면 고구마로 바꾸고, 일반 빵 대신에 호밀이 섞인 빵을 먹으면 같은 칼로리를 섭취한다고 하더라도 체지방은 덜 쌓이고 근육량 위주로 체중을 늘릴 수 있게 됩니다.

몇 가지 예를 들자면 다음과 같습니다.

GI가 높은(70 이상) 탄수화물

감자칩(98), 라면(73), 식빵(70), 익은 바나나(70), 군고구마(80), 백미(80)

GI가 낮은(70 미만) 탄수화물

고구마(50), 감자(50), 덜 익은 바나나(58), 현미(48)

그럼 앞으로 어떤 탄수화물을 선택해야 되는지 답이 나왔죠? 다양한 음식들의 GI가 궁금하시다면 www.glycemicindex.com에서 검색하실 수 있습니다.

GI에 관한 몇 가지 질문들

GI가 높은 탄수화물은 메루치들에게 필요가 없는 것인가요?

아닙니다. 흡수가 빠른 탄수화물이 필요한 타이밍도 있습니다. 혈당량은 높거나 낮거나 둘 다 안 좋기 때문에 떨어진 혈당량을 빨리 올려주어야 할 때도 있는 것이죠. 다음과 같은 경우입니다.

기상 직후(자는 동안 체내에 있는 탄수화물을 많이 소진한 상태)

→ 잘 익은 과일(바나나, 사과, 포도 등)

오전에 운동을 하는 게 아니라면 GI가 높은 탄수화물을 먹어도 상관없습니다.

운동 전(바로 운동을 해야 하는데, 3~4시간 전부터 아무것도 못 먹은 경우)

운동 30분~1시간 전이라면

　　→ 잘 익은 바나나, 식빵, 쌀밥(반찬은 거의 먹지 않는 게 좋습니다)

운동 직전이라면

　　→ 이온 음료, 꿀물

운동 직후(운동으로 체내 탄수화물 에너지[글리코겐]를 많이 소진한 상태)

　　→ 잘 익은 바나나, 군고구마, 미숫가루, 식빵

군고구마(GI 80)와 찐 고구마(GI 50)의 GI가 왜 다르죠?

GI가 낮은 탄수화물이라도 구워서 조리하게 되면 GI가 높아집니다. 삶거나 찌는 조리방식은 탄수화물 고유의 GI를 거의 변화시키지 않지만, 굽는 조리 방식은 고구마나 감자 내에 있는 탄수화물 분해효소를 자극하여 흡수가 빠른 탄수화물로 바꿉니다. 건강하게 살찌우겠다고 고구마를 먹는 건 좋지만 구워서 먹으면, 라면을 먹는 것과 별반 차이가 없습니다.

쌀밥의 GI가 80이던데, 그럼 쌀밥을 먹으면 안 되는 건가요?

먹어도 괜찮습니다! GI는 딱 그 탄수화물 음식만 먹었을 때 적용되는 지수이거든요. 반찬으로 먹는 여러 채소의 식이섬유와 육류에 들어 있는 단백질과 지방이 쌀밥의 탄수화물에 혼합되어 흡수 속도를 지연시킵니다. 정리하자면, GI가 낮은 탄수화물 위주로 혼식을 하는 게 가장 좋고, 높은 탄수화물이라도 채소, 육류와 함께 혼식을 하게 되면 낮은 GI의 탄수화물을 단독으로 섭취하는 것과 비슷합니다(영양성분은 혼식이 더 유리합니다). 단, GI가 높은 탄수화물을 단독으로 먹으면 살크업, 아시죠?

GI가 낮은 음식은 맘껏 먹어도 되는 건가요?

GI가 낮은 흡수가 느린 탄수화물이라고 하더라도, 과하게 먹으면 혈당이 급격하게 늘 수가 있습니다. 질이 아무리 좋아도 양에는 장사가 없다는 것이죠. 고구마(GI 50)가 흡수가 느린 탄수화물로 좋다지만, 한번 먹을 때 500~600g씩 먹게 된다면, 감자칩(GI 90)을 한 개 먹는 것보다 혈당량이 훨씬 높게 오릅니다.

단백질

단백질 하면 어떤 음식들이 떠오르시나요? 닭가슴살? 보충제? 네, 그
것도 맞습니다. 단백질은 돼지, 닭, 소, 생선 등 고기에 많이 들어 있고, 콩
이나 우유에도 들어 있습니다. 흔하게 찾을 수 있고 자주 먹는 단백질. 이
단백질이 우리 메루치들에게 정말 중요하다는 것 알고 계셨나요?

근육은 수분을 제외하고 70~80%가 단백질로 구성되어 있어요. 근육
의 주성분이라고 할 수 있지요. 그러니 단백질을 섭취하지 않는다면 아무
리 운동을 열심히 하고 칼로리를 잘 챙겨먹는다고 하더라도 근육량은 전
혀 늘지 않습니다. 원료가 없다면 결과물도 나오지 않는 셈이지요. 단백질
없이 체중을 늘린다면? 살크업 E.T. 메루치만 될 뿐입니다.

우리는 주로 육류에서 대부분의 단백질원을 충당하고 있죠. 또한 콩
이나 곡물류에 있는 식물성 단백질보다 동물성 단백질의 구성이 완전하기
에 육류를 섭취하는 게 근육을 성장시키기에 유리합니다.

그런데 고기 100g을 먹으면 단백질이 100g이 들어 있을 거라고 생
각할 수 있는데, 실제론 그렇지 않답니다. 대부분이 수분이고, 약간의 탄
수화물과 고기 종류에 따라 지방이 많이 섞인 종류도 있기에 단백질량은
천차만별이에요. 닭가슴살 100g에는 25g 정도의 단백질이 있고 삼겹살
100g에는 15~18g, 계란 1개에는 6g 정도가 들어 있습니다. 닭가슴살같이
순수한 살코기가 많다면 '고단백'이라 할 수 있고, 삼겹살처럼 비계의 비중
이 꽤 있다면 단백질과 지방이 비슷하게 구성되어 있어요.

그렇다면 단백질을 얼마나 먹어야 근육을 키울 수 있을까요? 물론 가
이드라인이 있어요.

체중(kg) × 1.2~2 = 근성장을 위한 1일 단백질량(g)

60kg인 메루치라면 하루에 72~120g의 단백질을 섭취해야 된다는 것이죠. 그런데 이것은 하루 동안 먹어야 하는 양이고, 만약 저 단백질을 한 번에 다 섭취하면 어떻게 될까요? 과유불급. 너무 많은 양의 단백질을 먹으면 그중 일부만 흡수가 되어 근육 성장에 쓰이고 나머지는 체지방으로 전환될 수 있습니다. 한 번에 얼마나 먹어야 하는지도 가이드라인이 있지요.

체중(kg) × 0.3~0.4 = 근성장을 위한 1회 단백질량(g)

메루치들이라면 대부분 체중이 50~60kg일 거예요. 그렇다면 한 끼를 드실 때 단백질을 20~24g씩, 하루 네 번 정도 섭취하는 게 적당합니다. 이 정도 양에 해당되는 단백질원은 아래와 같아요.

닭가슴살 1덩이(100g)

계란 3~4개

돼지고기 150g

소고기 100~120g

두부 1모(식물성 단백질)

그리고 한 가지 더 말씀드리자면, 1회 섭취 단백질량보다는 1일 섭취 단백질량이 훨씬 더 중요합니다. 1회 섭취 단백질량은 저 정도로 먹었을 때 가장 효율적이라는 뜻이고, 실제로는 체중에 0.5~0.8를 곱한 양까지 먹어도 괜찮습니다. 하루에 필요한 총량이 훨씬 중요하니, 1회 섭취 단백질량보단 1일 섭취 단백질량에 초점을 두고 식단을 짜보세요.

메루치들이 탄탄하게 체중을 늘리려면 단백질이 필요하고, 칼로리도 더 먹어야 한다는 걸 앞에서 배웠습니다. 그런데 한국인들의 식사는 대부분 고탄수화물, 저단백질입니다. 하루에 섭취하는 단백질 총량이 40~50g도 채 안 되는 경우가 많죠. 그렇다면, 우리는 칼로리도 부족하고, 단백질도 부족하니 단백질원을 더 먹어서 칼로리를 늘린다면 둘 다 해결할 수 있지 않을까요? 이게 바로 일석이조입니다.

체중 50~60kg이며 한 달에 2kg 정도씩 체중을 늘리고 싶어하는 메루치가 있다고 가정해보겠습니다. 일주일에 500g을 늘려야 되니 1일 소비 열량에서 500kcal를 더 먹어야 되는 상황입니다(계산의 편의상 운동으로 소모되는 칼로리는 제외하겠습니다). 이런 경우에 끼니마다 단백질원만 추가해도 쉽게 해결이 됩니다.

계란으로 식단 구성
끼니마다 계란 3개씩
추가 섭취 칼로리: 500~540kcal
추가 섭취 단백질량: 50~54g

계란은 고지혈증, 심혈관계 질환에 이상이 있지 않은 이상 많이 먹어도 문제는 없습니다. 음식으로 섭취하는 콜레스테롤이 혈중 콜레스테롤에 미치는 영향은 굉장히 미미합니다.

끼니마다 고기 1인분(180g)씩

추가 섭취 칼로리: 500~660kcal

추가 섭취 단백질량: 75~85g

물론 다양히게 단백질원을 구성해도 됩니다. 아침은 두부 1모, 점심은 계란 3개, 저녁은 고기 1인분(180g). 이러면 단백질량은 60~65g 추가 섭취칼로리는 610kcal 이렇게 나옵니다.

부록의 단백질 & 지방표에 자신에게 적합한 단백질량을 적어보세요. 또한 자신의 취향에 맞는 단백질원을 '앞으로 먹을 단백질원'으로 적어보세요.

단백질에 관한 몇 가지 질문들

단백질은 언제 먹어야 하나요?

식사를 할 때, 그러니까 밥(탄수화물)을 먹을 때 같이 드세요. 탄수화물과 같이 섭취했을 때 단백질이 본연의 역할(근육 합성, 호르몬 합성 등)을 더 잘 수행하게 됩니다. 에너지가 부족할 때(굶었거나, 긴 공복 중에) 단백질 만 단독으로 먹게 되면, 당신생이라는 과정을 통해 탄수화물로 전환시켜 서 에너지로 쓰게 됩니다. 물론 탄수화물을 주기적으로 충분히 잘 섭취하 고 있는 상황이라면 단백질만 단독으로 먹어도 크게 상관은 없습니다.

소소한 팁입니다. 고기를 먹고 밥을 먹으면 많이 먹을 수 있습니다. 탄수 화물을 섭취하면 포만감을 느끼게 하는 렙틴이라는 호르몬이 분비가 되는 데 비해, 단백질은 그렐린이라는 호르몬을 자극하여 식욕을 촉진시키죠. 물론 남용해서는 안 됩니다! 폭식은 오히려 체지방만 쌓이는 살크업이 될 수 있으니까요.

메루치들에게 추천하는 단백질원이 있나요?

메루치들은 고단백 고칼로리의 단백질원을 먹어야 합니다. 그래야 포만 감이 덜 들면서 높은 칼로리를 섭취할 수 있게 됩니다. 닭가슴살은 참 좋 은 단백질원이지만 고단백 저칼로리(100g당 단백질 25g, 100kcal)이기 에, 닭가슴살만으로 단백질을 섭취한다면 목표 섭취 칼로리를 채우기가 힘들겠죠? 참고로 고단백 고칼로리의 단백질원은 다음과 같습니다.

참치캔 100g	단백질 19g / 135kcal
삼겹살 100g	단백질 13g / 375kcal
(비계의 양에 따라 크게 차이가 나긴 합니다)	
오리고기 100g	단백질 16g / 318kcal
소고기(토시살) 100g	단백질 19g / 264kcal
연어 100g	단백질 21g / 146kcal
고등어 100g	단백질 19g / 167kcal
계란 3개	단백질 18g / 180kcal
계란 프라이 3개	단백질 18g / 240kcal
(기름 때문에 칼로리가 올라갑니다)	

식물성 단백질로는 무얼 먹어야 할까요?

근육이 자라나기 위해선 아미노산(단백질이 분해된 형태) 20가지가 필요합니다. 고기와 같은 동물성 단백질은 이 필수적인 아미노산이 모두 있어서 문제가 없는데, 콩, 두부, 쌀 등등 식물성 단백질은 이 중에 몇 가지가 부족합니다. 그래서 식물성 단백질을 불완전 단백질이라고 하지요. 예를 들면, 콩에는 메티오닌이라는 아미노산이, 쌀에는 라이신이라는 아미노산이 없습니다. 그래서 콩이나 쌀을 단독으로만 섭취한다면, 근육 성장이 더딜 수밖에 없죠. 그럼 어떻게 먹어야 할까요? 콩밥처럼 서로의 불완전한 아미노산을 채울 수 있도록 다양한 식물성 단백질을 섭취해주시면 됩니다. 식물성 단백질은 단독으로 먹지 말고 그 불완전한 구조를 보완해줄 수 있도록 여러가지를 함께 먹어야 합니다.

보충제로만 단백질을 섭취하는 건 어떤가요?

보충제는 운동 직후에 딱 한 번 섭취하는 것 말곤 썩 추천하진 않습니다. 단백질도 탄수화물처럼 흡수가 빠른 단백질과 흡수가 느린 단백질, 이렇게 나뉩니다. 일반적인 고기나 콩은 흡수가 느린 반면, 보충제의 주성분인 유청단백질(우유에서 추출한 단백질)은 흡수가 굉장히 빠릅니다. 흡수가 빠른 탄수화물을 평상시에 먹으면 좋지 않은 것처럼 단백질도 마찬가지입니다. 보충제는 운동을 하면서 소진된 체내 아미노산(단백질) 농도를 빠르게 채워주는 용도로 가장 적합하고, 평상시에 먹게 되면 단백질 본연의 역할을 하기가 힘들죠. 탄수화물로 전환되거나 지방으로 쌓일 확률이 있습니다.

만약 식사로 먹는 단백질량이 부족했거나 단백질을 먹을 수 없는 상황이라면 부득이하게 먹어야겠지요. 식후에 15~20g의 단백질 보충제를 섭취하면, 보충제를 먹기 전의 식사가 유청단백질의 흡수 속도를 약간 늦춰줄 수 있습니다. 식사와 식사 사이에 단백질 보충제만 단독으로 먹어야 하는 경우엔 25~40g을 물에 타놓은 뒤에 45분~1시간 간격으로 3~4번에 걸쳐서 섭취하세요. 이때 우유는 상온에서 상할 수도 있으니 물에 타는 게 좋습니다.

지방

고기의 비계 부분, 마가린, 버터, 올리브오일, 크림, 마요네즈. 지방이 주성분인 음식들입니다. 그리고 뱃살… 여기에 주로 쌓인 것도 지방이지요, 체지방. 그렇기에 대중들에겐 지방이라는 것에 대한 이미지가 썩 좋지 못한 것도 사실이에요. 지방이 많이 함유된 음식을 먹게 되년 체지방이 많이 늘어날 것 같기 때문이죠. 저도 이것저것 인터넷으로 주어들은 것만으로 체중을 증량하려고 했을 때, 지방 섭취량을 최소한으로 줄이면서 탄수화물과 단백질 위주로 식단을 짠 적이 있습니다. 그런데 웬걸, 체중은 잘 늘어나는데 생각보다 근육량이 잘 안 늘어나고 체지방만 쌓이는 느낌이었어요. 그렇게 한 번 더 살크업의 길을 걷고 시행착오를 겪었던 적이 있습니다.

제가 몰랐던 것은 근육과 밀접한 관계를 갖고 있는 테스토스테론이었어요. 남성호르몬이라고 불리기도 하는 이 호르몬 때문에 남자들은 목소리가 굵어지고 어깨가 벌어지고 근육량이 쉽게 늘어나지요. 일부 보디빌더들은 남성호르몬 수치를 높이기 위해서 불법적인 약물을 투여하기도 합니다. 그런데 이 테스토스테론의 원료는 콜레스테롤이고 콜레스테롤은 지방 성분의 일종입니다. 지방을 일정 수준 이상 먹지 않으면 남성호르몬이 낮아지고 근육이 잘 늘어나지 않기 때문에 운동을 하더라도 살크업에 가깝게 증량이 될 수 있습니다.

총 섭취 칼로리의 15% 이상을 지방으로 섭취해야 합니다.

만약 2,000kcal를 먹는다면 적어도 지방으로 15%인 300kcal 정도는 섭취를 해야 근육이 잘 늘어납니다. 300kcal에 해당되는 지방은요,

아몬드 33알 (1개에 9kcal)

참기름 3큰술 (1큰술에 100kcal)

계란 8개 (계란노른자 1개에 36kcal)

버터 40g (10g에 72kcal)

이렇게 됩니다. 내가 최소한으로 섭취해야 될 지방의 kcal를 부록의 표에 적어보세요.

지방의 또 다른 좋은 점. 지방은 소화와 흡수가 느린 편이라, 만약 탄수화물을 지방을 혼합하여 식사를 한다면, GI가 높은 탄수화물이라도 일정 부분 낮아집니다. 예를 들어 GI가 높은 식빵(70)만 단일로 먹게 되면 혈당이 빠르게 올라가지만, 버터를 발라서 먹게 되면 GI가 59로 낮아져 혈당이 서서히 올라갑니다.

우리가 나쁘다고 생각했던 지방은 생각보다 우리 몸에 아주 큰 영향을 미치고 있습니다. 지방을 너무 적게 먹으면, 남성호르몬 감소로 살크업이 될 수도 있으니 우리 메루치 여러분은 꼭 필요한 만큼의 지방을 섭취해 주세요.

5

어떻게, 얼마나 먹어야 할까?

1일 소비열량을 구했고, 목표치에 근거해 몇 칼로리 정도를 더 먹어야 하는지도 정하셨을 거예요. 또한 탄수화물－단백질－지방을 어떻게 먹어야 하는지도 이젠 잘 아실 겁니다. 자 그럼 그동안 구한 값들을 가지고 식사 타이밍과 끼니 수를 정해야 해요.

먼저, 평소 식사 타이밍이 어땠는지 생각해봅니다. 불규칙한 식사를 하고 있었다면 삼시 세끼를 규칙적으로 먹기, 삼시 세끼를 잘 먹고 있었다면 간식을 1회 추가하기를 기본적인 목표로 해요. 하지만 세 끼를 규칙적으로 먹지만 식단에 단백질군이 거의 없었다면, 간식을 1회 추가하는 것보다, 세 끼만 먹되 끼니마다 계란이나 고기 같은 단백질군으로 칼로리와 단백질을 둘 다 충당하는 방법이 더 좋을 수 있습니다.

유형별 끼니 가이드

다음의 분류는 가이드일 뿐이지 정답은 아닙니다. 단 세 끼를 규칙적으로 먹어야 하는 것은 모든 유형에서 공통된 솔루션이니 꼭 지켜야겠죠? 다음의 가이드를 참고하여 여러분이 정한 끼니 수를 부록 식단표의 '목표 끼니 수'에 적어보세요.

아점형 두 끼 타입

아침을 거르고 점심과 저녁만 먹는 유형입니다. 이런 분들은 아침만 먹어도 충분히 300~500kcal는 충당할 수 있어요. 아침-점심-저녁 세 끼로만 식단을 구성해보시고, 만약 부족하다면 200~300kcal로 간단하게 간식을 추가해보세요. 공복 시간이 가장 길 때 간식을 먹습니다. 이를테면, 아침과 점심 사이가 4시간이고, 점심과 저녁 사이가 6시간이면 간식은 점심과 저녁 사이에 추가하는 게 좋습니다.

하루 한 끼 타입

하루에 한 끼를 폭식하는 유형이죠. 나 홀로 자취하는 대학생들이 방학을 보낼 때 가끔 이런 경우가 있어요. 영양 불균형도 심하고 한 끼 폭식으로 칼로리를 채우기 때문에 체지방이 쌓이면서 건강이 나빠질 수 있어요. 어떤 타입보다도 규칙적인 생활이 강력히 요구됩니다. 이런 분들은 아점형 두 끼 타입과 똑같이 아침-점심-저녁 세 끼로 식단을 구성해보세요.

불규칙한 하루 세 끼 타입

대부분의 메루치들이 여기에 해당될 거예요. 세 끼를 먹긴 먹는데, 시간대가 굉장히 불규칙한 경우, 또는 아침을 우유나 과일로 때우고 나머지 두 끼를 제대로 된 식사를 하는 경우, 두 끼를 대강 먹고 한 끼를 폭식하는 경우 등이 있지요. 삼시 세끼를 규칙적으로, 식사대용 식품이 아닌 일반식으로 구성하고, 칼로리가 부족하다면 200~300kcal로 간단하게, 공복 시간이 가장 길 때 간식을 추가해보세요.

규칙적인 하루 세 끼 타입

삼시 세끼를 규칙적으로 먹는데 체중이 늘어나지 않는 유형입니다. 군인들이 대부분 여기에 해당돼요. 입대 후 규칙적인 식습관으로 어느 정도 체중이 늘어난 후 더 이상 증량되지 않고 정체된 경우가 많습니다. 이런 분들은 공복 시간이 가장 길 때 간식을 1회 추가하여 칼로리를 충당합니다.

그래도 체중이 늘지 않는다면

공복 시간이 가장 길 때부터 간식을 1회씩 추가하세요(세 끼 식사 + 간식 1회 → 세 끼 + 식사 간식 2회 → 세 끼 식사 + 간식 3회). 최대 세끼, 간식 3회까지 늘리고 나서도 체중 증가가 정체한다면, 끼니의 양을 늘려야 해요.

실제로 식단 짜보기

그럼 이제 배운 내용을 바탕으로 여러분만의 살찌는 식단을 짜보도록 하겠습니다. 간식은 아침-점심-저녁에 비해 칼로리를 약간 낮게 잡아도 괜찮습니다.

다음은 식단 예시입니다. 참고해서 부록의 식단표를 만들어보세요.

1일 목표 섭취 칼로리	2,400kcal
목표 끼니 수(간식 포함)	4끼
한 끼에 섭취할 칼로리 (목표 섭취 칼로리 ÷ 끼니 수)	600kcal(아침, 점심, 저녁 각 700kcal, 간식 1회 300kcal)
1일 섭취 총 단백질량 (체중 × 1.2~2g)	72~120g
1일 섭취해야 할 최소 지방 칼로리 (목표 섭취 칼로리 × 0.15)	420kcal

	섭취 음식			끼니당 총 칼로리
	섭취 시간	7:00	kcal	
아침	탄수화물 (밥, 빵, 면)	쌀밥 1공기	300	600
	단백질 (고기, 계란, 두부 등)	계란 프라이(대) 3개	300	

	섭취 시간	12:30	kcal	
점심	탄수화물 (밥, 빵, 면)	쌀밥 1.5공기	450	650
	단백질 (고기, 계란, 두부 등)	훈제 닭가슴살 200g	200	
	섭취 시간	19:00	kcal	
저녁	탄수화물 (밥, 빵, 면)	현미밥 1.5공기	450	850
	단백질 (고기, 계란, 두부 등)	돼지고기 1인분 180g	400	
	섭취 시간	16:00	kcal	
간식1	탄수화물 (밥, 빵, 면)	고구마말랭이 1봉	170	350
	단백질 (고기, 계란, 두부 등)	우유 300ml	180	

총 섭취 칼로리: 2,450kcal

섭취 단백질량(g): 약 121g

섭취 지방량(kcal): 약 600kcal

총 칼로리 및 단백질과 지방 계산이 어렵다면, myfitnesspal과 같은 칼로리 계산 어플을 활용해보서도 됩니다.

실제 성공한 식단 예시

자 그럼 여러분이 참고할 수 있도록 실제로 제가 메루치양식장에서 가이드했던 성공적인 식단 사례를 알려드리고자 합니다.

계산의 편의상 간단한 반찬이나 국의 칼로리는 제외했습니다. 국밥이나 육개장 등 칼로리가 높은 국이 아니면 계산하지 않아도 됩니다.

규칙적이지만 부실한 세 끼 식단

A님 170cm 59kg → 68kg (3개월)

식단 수정 전

	섭취 음식		칼로리
	7:00		
아침	밥 1공기	300	380
	계란 프라이 1개	80	
	13:00		
점심	인스턴트 볶음밥	450	450
	19:30		
저녁	밥 1공기	300	380
	계란 프라이 1개	80	

총 섭취 칼로리: 1,210kcal
섭취 단백질량: 30g (쌀 18g, 계란 12g)

식단 수정 후

	섭취 음식		칼로리
	7:00		
아침	밥 1공기	300	540
	계란 프라이 3개	240	
	13:00		
점심	밥 1공기	300	500
	육류 최대한 많이 (한 주먹 이상) 150g	200	
	19:30		
저녁	밥 1공기	300	400
	닭가슴살 100g	100	
	16:30		
간식	닭가슴살 100g	100	370
	고구마말랭이	170	

총 섭취 칼로리: 1,710kcal
섭취 단백질량: 108.5g
(쌀 18g, 계란 18g, 육류 22.5g, 닭가슴살 50g)

식단 수정 전의 문제점

A님은 세 끼를 규칙적으로 먹긴 했으나 두 가지 문제가 있었습니다.

1. 체중에 비해 너무 적은 섭취량(1,210kcal)

2. 너무 적은 단백질량(계란 12g, 쌀 단백질 18g)

목표

한 달에 2kg씩, 일주일에 500g 증량을 목표로 현재 섭취 칼로리(1일 소비열량) 1,210kcal에서 500kcal를 추가하여 목표 섭취 칼로리를 1,710kcal로 잡았습니다.

일반적으로 주당 500g 증량을 목표로 삼는다면 운동으로 소모되는 칼로리 200kcal를 포함해 700kcal를 추가 섭취해야 하지만, A님은 식단 코칭 전에도 개인적으로 웨이트트레이닝을 하루에 1시간씩 하고 있었기에 운동으로 소모되는 200kcal는 추가하지 않았습니다.

식단 전략

단백질 섭취가 유난히 부족했기에, 끼니마다 계란, 닭가슴살, 돼지고기를 추가하여 단백질 섭취량 78.5g, 칼로리도 540kcal 정도를 더 늘렸고, 약간 모자란 칼로리와 단백질은 간식을 1회 섭취하여 해결했습니다.

정체기

식단 실천이 그리 어렵지는 않았던지, 60일 차쯤 약 5~6kg가 늘어난 이후에 정체기가 왔습니다(보통은 3~4kg 늘어난 시점에 정체기가 옵니다). 간식으로 프로틴바(200kcal), 고구마말랭이 + 삶은 계란 2개

(290kcal), 귀리분말(40g) + 우유 300ml(300kcal) 이렇게 세 가지 안 중에 하나를 선택하여 섭취하라고 가이드를 해드렸고(유동식의 남용은 요요현상의 원인이 되므로 귀리분말 + 우유는 다른 간식을 먹을 수 없는 상황에 차선책으로 권했습니다), 정체기는 쉽게 극복되었습니다.

결과

식단이 잘 맞았고, 운동도 꽤나 열심히 하셔서 목표치보다 훨씬 상회하여 3개월 동안 9kg 정도가 증량되었습니다.

아침을 거르는 직장인의 식단

B님 172cm 54kg → 60kg (3개월)

식단 수정 전

	섭취 음식		칼로리
	7:10 (주 2회)		
아침	잡곡밥 2/3공기	200	90*
	계란 2개 또는 소시지 7개	120	
	11:50		
점심	밥 1공기	300	400
	육류(생선 아님) 2/3주먹 정도	100	
	19:30		
저녁	밥 1공기	300	420
	계란 2개	120	
	10:30 / 15:00 (주 2~3회)		
간식	과자 1봉	300	125*
	컵라면 1개	400	

* B님은 아침(주 2회)과 간식(주2~3회)을 불규칙적으로 섭취하고 있었습니다. 그래서 평균 섭취량을 따로 계산해야 했습니다. 간식을 예로 들어 계산해보자면, 과자 또는 컵라면을 주에 2~3회 섭취했으니, 간식의 평균값 350 ÷ 7(일주일) X 2.5(주 2~3회 섭취) = 125kcal.

총 섭취 칼로리: 1,035kcal
섭취 단백질량: 55g
(계란 24g, 육류 10g, 쌀 14g,
기타(라면, 과자) 7g)

식단 수정 후

	섭취 음식		칼로리
	7:10		
아침	잡곡밥 2/3공기	200	400
	떡갈비 + 계란 프라이 2개	200	
	11:50		
점심	밥 1공기	300	400
	육류(생선 아님) 2/3주먹 정도	100	
	21:30		
저녁	잡곡밥 1공기	300	450
	떡갈비 + 계란 프라이 2개	200	
	또는 양념 닭가슴살	150	
	18:30		
간식	편의점 도시락 (단백질 15g이상, 500 칼로리 미만)	500	500

총 섭취 칼로리: 1,750kcal
섭취 단백질량: 78g
(계란 12g, 육류 10g, 닭가슴살 25g,
쌀 16g, 기타(도시락) 15g)

식단 수정 전의 문제점

B님은 대부분의 직장인들과 같은 문제가 있었습니다.

1. 아침을 거름(주 2회 섭취)

2. 점심과 저녁 위주로 먹는 불규칙한 식단

3. 간헐적 야식

4. 체중에 비해 너무 적은 섭취량(1,035kcal)

목표

한 달에 2kg씩, 일주일에 500g 증량을 위해, 현재 섭취 칼로리(1일 소비 열량) 1,035kcal에서 700kcal를 추가하여 목표 섭취 칼로리를 1,735kcal 로 잡았습니다.

식단 전략

단백질 섭취가 아주 부족했던 것은 아니나(55g 섭취) 근육량을 늘리 기에는 더 필요하다고 판단(체중 × 1.2~2g)하여, 끼니마다 확실하게 단백 질(선호하는 단백질원인 떡갈비, 계란, 닭가슴살로 구성)을 섭취하도록 가 이드했고, 부족한 칼로리와 단백질량을 쉽게 채울 수 있도록 아침을 매일 먹게 했습니다. 퇴근 후 20시 정도에 운동을 해야 하는데, 운동 전 식사를 할 수 있는 여건이 안 되어서, 간편하고 신속하게 먹을 수 있도록 편의점 에 있는 음식으로 해결하되, 500kcal 이상, 단백질 15g 이상의 도시락을 섭취하도록 했습니다.

정체기

4kg이 늘어난 후 정체기가 왔습니다. 회사에서 일하면서 먹을 수 있는 간식이 한정되었기에 추가로 섭취량을 늘리는 데 한계가 있었는데, 우선 2/3공기로 먹던 아침밥을 1공기로 늘리고, 간식으로는 일하면서도 냄새를 풍기지 않고 쉽게 먹을 수 있는 고구마말랭이와 육포(소고기, 닭가슴살)로 구성했습니다. 이후 쉽게 정체기를 벗어났습니다.

결과

대부분의 직장인들이 그렇듯 아침을 거르는 불규칙한 식단이어서, 아침과 간단한 간식만 추가하여 쉽게 식단을 새로 짠 케이스입니다. 정체기 때는 추가적인 간식으로 탄수화물과 단백질 섭취량을 늘렸습니다.

총 3개월 동안 6kg 가까이 체중이 늘었고, 이후엔 코칭 없이 스스로 식단을 짜면서 진행했는데 6개월 차에 총 10kg 증량을 달성했습니다. 현재는 65~68kg를 유지하고 있는 성공적인 메루치 탈출 케이스입니다.

대학원생의 불규칙한 식단

C님 178cm 63kg → 73kg (4개월)

식단 수정 전

	섭취 음식		칼로리
	12:00		
점심	밥 1.5공기	450	500
	국 또는 카레	50	
	18:00		
저녁	밥 1.5공기	450	600
	육류 한 주먹 (100g)	150	
간식	**22:00**		150
	시리얼	150	

총 섭취 칼로리: 1,250kcal
섭취 단백질량: 33g (쌀 18g, 육류 15g)

식단 수정 후

	섭취 음식		칼로리
	12:00		
점심	밥 1.5공기	450	610
	계란 프라이 2개	160	
	18:00		
저녁	밥 1.5공기	450	680
	육류 1.5주먹	230	
	00:00		
간식	고구마말랭이 + 닭가슴살칩	250	250
	또는 귀리분말 + 프로틴 20g + 유유 300ml	250	
	22:00		
간식	닭가슴살 볶음밥	450	510
	우유 100ml	60	

총 섭취 칼로리: 2,050kcal
섭취 단백질량: 97.5g
(계란 12g, 육류 22.5g, 프로틴 20g,
쌀 18g, 기타(닭가슴살 볶음밥) 25g)

식단 수정 전의 문제점

밤늦게까지 프로젝트를 하는 대학원생이라 식사가 불규칙하고 부실
했습니다.

1. 바쁘고 식욕이 적은 편이라 식단을 챙겨 먹기가 힘든 상황

2. 아침을 먹지 못함

3. 체중에 비해 적은 섭취 칼로리(1,250kcal)

4. 탄수화물 위주의 식단(70% 이상)

목표

한 달에 2.4kg씩, 일주일에 600g 증량을 목표로 현재 섭취 칼로리 (1일 소비열량) 1,250kcal에서 800kcal를 추가하여 목표 섭취 칼로리를 2,050kcal로 잡았습니다.

식단 전략 & 솔루션

아침은 도저히 먹을 수 없는 상황이라, 나머지 끼니에 모든 영양소와 칼로리를 채워야 했습니다. 점심과 저녁에 단백질 섭취(계란, 고기)를 더하고, 바쁜 대학원생이 쉽고 간편하게 간식을 먹을 수 있도록 간편식으로 두 가지 안(귀리분말 + 프로틴 + 우유 또는 고구마말랭이 + 닭가슴살칩)을 제안했습니다. 음식을 조리해 먹는 걸 힘들어 하여 퇴근 후 식사는 전자레인지에 돌려서 간편히 먹을 수 있는 닭가슴살 볶음밥을 권장했습니다.

정체기

5kg 정도 늘어난 뒤에 정체기가 왔습니다. 워낙 바쁜 대학원생이라 끼니를 추가적으로 먹을 시간을 내는 건 불가능했고, 아침과 저녁 식사에 계란 프라이를 1개씩 추가하니 200kcal 정도가 어렵지 않게 늘어나서 정체기를 탈출할 수 있었습니다.

결과

사실 이 케이스는 아침만 잘 챙겨 먹는다면 향후 8~10kg까지 별다른 어려움 없이 체중을 늘릴 수 있는 경우였는데, 아침잠이 너무 많은 편이라 먹을 수가 없는 상황이었습니다. 운동과 식단을 시작한 지 2~3개월이 지나갈 무렵부터는 규칙적인 생활과 식습관이 점점 몸에 배어 현재는 아침도 잘 먹고 있다고 합니다. 그 덕분에 지금은 76kg 정도를 유지하고 있습니다.

간식으로 섭취하기 좋은 음식들

메루치들에게 좋은 간식의 조건은 다음과 같습니다.

1. 먹기 간편함
2. 보관의 용이함
3. 높은 에너지 밀도(양에 비해 칼로리가 높음)
4. 가성비
5. 낮은 GI의 탄수화물과 높은 함량의 단백질

이 조건에 의거하여 메루치들에게 추천할 만한 간식들을 말씀드리겠습니다.

1. 고구마말랭이

1봉에 170kcal이고, 언제 어디서든 2~3분이면 다 먹을 수 있으며, 상온에서 보관이 가능하기에 늘 들고 다닐 수가 있습니다. 가격도 저렴한 편입니다. 단 탄수화물로만 구성되어 있어서 2~3봉 과량 섭취 시 혈당량이 꽤 오를 수 있습니다.

2. 아몬드(견과류)

탄수화물도 들어 있지만, 곡물류에 비해 단백질과 불포화지방산이 풍부합니다. 보관도 쉬워서 언제 어디서든 먹을 수가 있죠. 1개에 6~7kcal 정도

되며, 아몬드 1kg 한 봉지 가격도 그리 비싸지 않습니다. 지방 함량이 꽤 나 높아서 흡수가 빠른 탄수화물들을 먹을 때 같이 섭취하면 흡수 속도를 떨어뜨리는 효과도 있습니다. 단 그만큼 너무 많이 먹지 않도록 조심해야 합니다.

3. 덜 익은 바나나

잘 익은 바나나는 GI가 70에서 80까지 올라갈 수 있으나, 덜 익은 바나나(살짝 초록빛이 남아 있거나 진노란색)는 GI가 55~60 정도로 낮습니다. 또한 소화에 부담이 덜되기에 섭취하기가 참 편하죠. 칼로리는 1개에 60~80kcal입니다. 다만 아쉬운 점은 조금만 놔두어도 날파리가 꼬이거나 너무 익어버릴 수가 있지요. 이럴 땐 냉장고에 보관을 하세요. 바나나는 열대 과일이라 냉장 보관하면 안 된다는 말이 있는데, 냉장고에서 껍질 색은 변하지만 과육은 오히려 신선한 상태를 더욱 오래 유지할 수 있습니다. 단 익지 않은 바나나를 냉장 보관할 경우 다시 상온에 놔두어도 잘 익지 않을 수 있다고 하니 유의하세요.

4. 육포

탄수화물들은 보관과 섭취가 간편한 형태가 많은데, 단백질원들은 다양하지가 않습니다. 그나마 적합한 게 육포입니다. 세 끼 식사에서 단백질 섭취가 부족한 경우에 간식으로 종종 추천을 하는데, 보통 소고기 육포가 많고, 요즘엔 닭가슴살 육포도 있습니다. 소고기 육포 기준 1봉 150~200kcal로 칼로리는 꽤 높은 편이나, 육포 특성상 간이 센 편이라 자주 먹으면 금방 질리겠지요.

5. 닭가슴살 볶음밥

칼로리도 꽤 높고(450~500kcal) 탄수화물−단백질−지방의 구성도 훌륭합니다. 가격도 저렴한 편이며 아침 대용으로 먹어도 될 정도로 꽤나 좋지만, 냉동고에 보관을 해야 하고, 전자레인지에 돌려서 먹어야 된다는 단점이 있습니다. 집에서 간식을 먹을 수 있는 상황이거나, 음식 섭취가 가능한 휴게실이 있는 직장인들에게 추천하는 간식입니다.

6. 닭가슴살 볼

꽤 괜찮은 단백질 간식입니다. 닭가슴살을 볼 형태로 만들어 하나씩 먹으면 되는 식품입니다. 칼로리는 브랜드마다 차이가 있어요(150~250kcal). 가격도 비싸지 않고, 고구마 무스가 들어 있는 닭가슴살 볼이면 탄수화물도 채울 수 있습니다. 단 냉동고에 보관을 해야 하고 전자레인지에 돌려야 되는 단점이 있죠.

7. 구운 계란

가격도 좋고, 보관도 용이하고(상온 보관 가능, 보통 유통기한 한 달) 단백질(개당 5~6g)도 칼로리(60kcal)도 좋은 간식입니다. 기숙사에 살아서 조리를 못 하는 경우나 가성비가 좋은 단백질 간식을 원하는 경우에 주로 추천합니다. 정말 다 좋은데, 다른 간식들보다 쉽게 질리고 사람에 따라 소화가 잘 안 된다는 단점이 있습니다. 반숙란 같은 경우엔 조금 나은 편이나 가격이 올라갑니다.

8. 샌드위치

햄이나 계란이 들어간 샌드위치라면 단백질도 어느 정도 충당할 수 있어서 괜찮은 간식입니다(그래도 빵 때문에 탄수화물 비중이 높습니다). 1개당 칼로리는 280~350kcal 정도 됩니다. 여름철만 아니면 상온에 보관을 해도 되기에 갖고 다니면서 먹을 수도 있으나, 매일 사서 먹어야 하는 번거로움이 있습니다.

9. 프로틴바

탄수화물-단백질-지방이 적절히 들어갔으며 맛도 괜찮습니다. 브랜드마다 다르지만, 약간 텁텁한 초코바 맛이 납니다. 칼로리는 150~200kcal이며, 상온 보관도 가능하고 유통기한도 꽤 길어서 좋은 간식이 될 수 있습니다. 단 브랜드마다 성분 차이가 많이 나고 다이어터들 타깃으로 나온 상품이라 양 대비 칼로리가 낮은 경우가 많습니다.

10. 프로틴 그래놀라

아침에 간편하게 먹을 수 있는 아이템. 시리얼 종류로 소화에도 부담이 적고, 여타의 시리얼보다 단백질 함량이 높아요. 우유와 같이 먹게 되면 칼로리와 영양성분 둘 다 가져갈 수 있는 꽤 좋은 음식이지요. 만약 유당불내증이 있다면 락토프리 우유(유당이 제거되어 소화가 잘되는 우유)로 대체하세요.

11. 닭가슴살 핫도그

200kcal에 단백질이 13g 정도 들어 있어요. 냉동 보관이라 먹을 때 전자

레인지에 돌려야 하는 게 번거롭긴 하지만, 일반 핫도그와 비슷할 만큼 맛과 식감이 좋습니다. 단, 다른 간식들에 비해 가격이 약간 비싼 편입니다.

12. 닭가슴살 핫바

어느 정도 실온 보관이 가능해서 개봉 후 바로 먹을 수 있는 아이템입니다. 100~150kcal에 단백질이 10~12g 들이 있습니다. 단, 전자레인지에 돌린다면 냄새가 꽤 나요.

급할 때 차선책으로 먹을 만한 간식들

이 간식들은 언제 어디서든 구할 수 있고 먹기도 편하지만, 앞에서 말한 좋은 간식의 조건 중에서 몇 가지가 부족합니다. 그래서 너무 자주 먹게 되면 체지방이 쌓인다든가 요요현상의 원인이 될 수 있습니다. 다만 앞의 간식들을 준비 못 했거나 급하게 먹어야 되는 상황이라면 '차선책'으로 추천드려요.

1. 요구르트 드링크

300~400kcal 정도로 칼로리가 높고 탄수화물뿐만 아니라 단백질(8~15g)도 꽤나 많이 함유되어 있습니다. 가격도 저렴한 편이고 액체 형태의 유동식이라 먹기에도 참 간편합니다.

2. 과일주스

맛있고 요구르트 드링크보다 소화도 편하다는 장점이 있습니다. 단 90%가 탄수화물이기에 혈당량이 빠르게 올라가며, 액상과당이 많이 함유된 과일주스는 더욱 몸에 안 좋습니다. 과일 100%에 가까운 주스를 드시거나 아예 생과일주스를 드시는 걸 추천합니다.

3. 우유

1컵 기준 120kcal 정도로 열량은 높지 않으나, 단백질과 지방이 들어 있어서 주스보다는 영양이 좋고 흡수도 느립니다. 사실 우유나 두유는 좋은 간식과 차선책으로 먹을 간식의 중간 정도의 위치입니다. 한국인들에게 부족한 칼슘을 충분히 채워줄 수 있습니다. 식사 대용으로 드시는 것만 아니라면 꽤 추천할 만하지요. 유당불내증이 있다면 락토프리로 드세요.

4. 두유

유동식이라 자주 먹는 걸 추천하진 않지만, 190ml에 120kcal 단백질 6~8g 들어 있는 알찬 아이템입니다. 대부분의 두유는 실온 보관이 가능하기에 두고 먹기 좋으며, 고단백 두유는 단백질이 10g 들어 있어요. 유당불내증이 있는 사람이라도 걱정 없이 먹을 수 있는 음식입니다.

5. 에너지바

프로틴바만큼 단백질 함량이 많거나 흡수가 느린 탄수화물을 쓴 것은 아니지만, 질량 대비 칼로리가 꽤나 높습니다. 혈당량이 빠르기 오르기 때문에 운동 전후에 드시길 권장합니다.

식사 대용 보충제

'급할 때 차선책으로 먹을 만한 간식들'에 비해 전체적인 영양성분과 탄수화물-단백질-지방의 비율이 적절합니다. 유동식의 남용은 요요현상의 원인이 될 수 있으니 하루 1회 이상 섭취를 하지 않는 게 좋습니다.

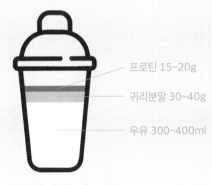

프로틴 15~20g

귀리분말 30~40g

우유 300~400ml

300~450kcal
(탄수화물 60g, 단백질 25~30g, 지방 10g)

미숫가루보다는 귀리분말을 추천하고, 볶은 귀리분말보다는 생귀리분말을 추천합니다. 여기서 말하는 프로틴은 탄수화물이 과량 들어간 게이너가 아닌, 단백질이 90% 이상 들어간 순수 단백질 보충제를 말하는 건데, 이것은 우유 내 단백질인 유청단백질을 베이스로 제조합니다. WPC(Whey Protein Concentrate, 농축유청단백질)는 가장 기본적인 형태로 가성비가 뛰어나지만, 유당이 포함되어 있어 유당불내증이 있는 사람들은 불편함을 느낄 수 있습니다. WPI(Whey Protein Isolate, 분리유청단백질)는 WPC에서 유당이 제거된 형태로 유당불내증이 있는 사람들도 편하게 먹을 순 있지만, 가격이 WPC에 비해 1.5배 이상 비쌉니다. WPC와 WPI는 유당을 제외하면 성분 차이가 거의 없습니다.

우유는 아무거나 드셔도 상관없습니다. 단, 유당불내증이 있다면 락토프리 우유를 선택하세요. 우유는 영양적인 측면 때문에 섞는 것도 있지만, 우유로 프로틴과 귀리분말의 흡수 속도를 느리게 만들이줄 수 있기에 추천합니다.

6

체중 및
식단 일지
작성하기

체중을 늘릴 때 가장 중요한 것이 일지 쓰기입니다. 일지가 없다면 내가 체중을 적당한 속도로 잘 늘리고 있는지, 내가 식단을 잘 지키고 있는지 알 수가 없어요. 1일 소비열량과 영양에 대한 지식이 우리가 가야 할 목적지와 방향을 알려줬다면, 체중과 식단을 기록하는 일지는 우리가 목적지를 향해 잘 나아가고 있는지 확인을 해줍니다.

식단은 칼로리를 우선적으로 체크하셔야 해요. 잠들기 전 그날 섭취한 음식들을 앱이나 사진으로 또는 수기로 기록을 한 다음에 칼로리를 모두 계산해서 총합을 적습니다. 그리고 오늘 하루 일반식 몇 끼와 간식을 몇 번 먹었는지도 기록합니다.

체중은 매일 아침 일어나자마자 공복에 측정해서 기록합니다. 오후나 저녁에는 수분과 체내에 잔류하는 음식물들의 양 때문에 1~2kg까지 오차가 생길 수가 있습니다.

체지방도 점검하셔야 하는데요. 체중 증량이 근육량 위주로 건강히 잘 진행되고 있는지를 파악하기 위함입니다. 체지방은 체성분검사기로도 할 수 있으나 간단하게 확인하는 방법은 매일 아침 거울로 복부 상태를 육안으로 점검하거나, 서 있는 상태에서 배꼽 옆 1cm 부근을 손가락으로 집어보는 거예요. 이 방법은 간이피부두겹측정법이라고 체지방이 가장 많이 쌓이는 복부의 두께 변화를 확인하는 것인데, 기상 후 체중을 재고 난 뒤에 엄지와 검지로 그 부분을 집어서 파악하면 됩니다. 실제 체지방이 늘어났다면 아마 이전보다 좀 더 잡힌다는 느낌을 받으실 거예요.

날짜	섭취 칼로리	체중	끼니 수	체지방 자가분석
7월 1일	2,500	62	3끼 + 간식 2번	똑같음
7월 2일	2,540	62.2	3끼 + 간식 2번	똑같음
7월 3일	2,220	62.3	3끼 + 간식 2번	똑같음
7월 4일	1,980	62.4	3끼 + 간식 1번	똑같음
7월 5일	2,500	62	3끼 + 간식 2번	똑같음
7월 6일	2,560	62.5	3끼 + 간식 2번	약간 더 잡히는 듯
7월 7일	2,950	62.4	3끼 + 간식 3번	비슷함
7월 8일	1,920	62.6	3끼	비슷함
7월 9일	1,900	62.3	3끼	비슷함

7

체중 증량을 위한 피라미드

살찌는 식단에서 우선적으로 지켜야 하는 사항들을 피라미드로 만들어봤어요. 이것 하나만 머릿속에 남겨두셔도 큰 도움이 될 겁니다. 모든 요인이 다 중요하지만 가장 아래층에 있는 것일수록 더욱더 중요하고 체중을 늘리는 데 꼭 지켜야할 사항이에요. 예를 들어, 단백질 섭취량을 충분히 채운다고 하더라도 그전에 '균등한 배분'이 전제되지 않으면 섭취한 단백질이 그냥 배설될 뿐 근육이 만들어지지 않아요. 그럼 한 층 한 층 알아볼까요?

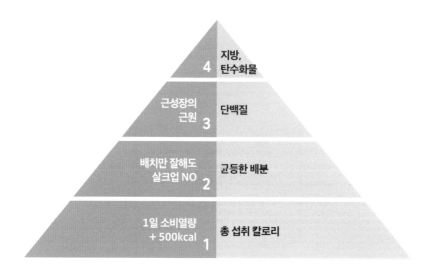

지방,
탄수화물 **4**

근성장의
근원 **3** 단백질

배치만 잘해도
살크업 NO **2** 균등한 배분

1일 소비열량
+ 500kcal **1** 총 섭취 칼로리

1층: 총 섭취 칼로리

탄수화물−단백질−지방을 골고루 섭취하더라도 기본이 되는 '총 섭취 칼로리'가 전제가 되지 않으면 체중은 절대 늘어나지 않습니다. 그러므로 1일 소비열량을 파악한 다음에 최소 300~500kcal를 더 섭취하여 증량이 가능한 식단을 짜야 합니다.

2층: 균등한 배분

1일 소비열량을 측정한 뒤 적당한 섭취 칼로리를 목표로 세웠다면, 아침에 일어났을 때부터 밤에 잠들 때까지 식사를 균등하게 배분해야 합니다. 끼니의 간격이 너무 짧아지면 단시간에 섭취 칼로리가 지나치게 많아져 섭취한 음식의 체지방 전환율이 높아지고, 끼니의 간격이 너무 길어지면 공복 상태가 길어져 근합성의 효율이 떨어지며 근손실의 위험이 있어요. 12~18시간 공복 상태가 지속되면 근손실이 시작되어 체중 증량에 큰 방해가 되지요.

3층: 단백질

목표 섭취 칼로리를 설정하고 시간도 균등하게 배분했다면 단백질 부분을 구성해야 해요. 여러분이 아무리 많이 먹고 철저하게 배분을 하더라도 단백질군을 섭취하지 않으면 근육을 절대 성장하지 않습니다. 그냥 체중만 늘어날 뿐입니다. 단백질 1일 총 섭취량(g)은 체중(kg) × 1.2~2이고 1회 섭취량은 체중 × 0.3~0.4입니다.

4층: 탄수화물의 선택과 지방 섭취량

어떤 탄수화물을 선택하느냐에 따라 같은 칼로리의 음식을 먹더라도 살크업이 될 수도, 벌크업이 될 수도 있어요. 흡수가 빠른 탄수화물을 에너지가 충만한 평상시에 드시게 된다면, 빠르게 혈당으로 전환되어 근합성이나 에너지 활용에 쓰이기도 전에 체지방으로 쌓일 확률이 높습니다. 흡수가 빠른 탄수화물(GI 70 이상)을 피하고, 흡수가 느린 탄수화물(GI

50~70)로 식단을 구성하세요.

지방은 총 섭취량의 15% 미만으로 내려간다면 근성장을 관여하는 테스토스테론 수치가 내려가 근합성과 컨디션에 지장을 줄 수 있어요. 보통의 증량 식단의 경우엔 지방 섭취량이 충분하므로 크게 걱정하지 않아도 됩니다.

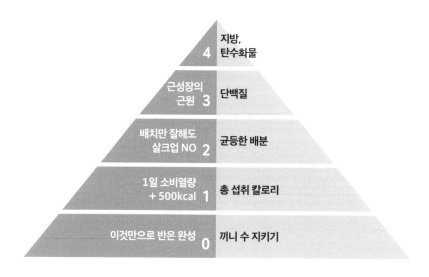

1층보다 중요한 0층: 끼니 수

피라미드를 다시 볼까요? 1층 밑에는 더 중요한 0층이 있어요. 정해놓은 끼니 수를 지켜서 먹기. 만약 세 끼에 간식 두 번으로 살찌는 식단을 짠 메루치들이 이런저런 이유 때문에 세 끼만 먹게 된다면, 웬만해선 목표 칼로리를 채울 수 없을뿐더러, 세 끼만으로 목표 칼로리를 채운다고 하더라도 체지방 전환율이 높아져요.

예를 들어, 1일 소비열량이 2,300kcal고 주당 500g 정도씩 늘리기 위해 목표 섭취 칼로리를 3,000kcal를 맞추고 세 끼와 간식 두 번으로 식단을 정한 메루치라면 평균적으로 한 끼에 600kcal 정도씩 적당하게 먹으면서 목표치를 충당할 수 있습니다. 그런데 만약 짜놓은 끼니 수를 어기고 세 끼 식사로만 목표치를 맞추려면, 1끼에 1,000kcal에 해당되는 폭식해야 하기 때문에 고칼로리가 단시간 내에 체내에 들어와 소화와 흡수가 어려워질 수 있고, 체지방으로 쌓일 확률도 높아진답니다. 게다가 대부분 이렇게 폭식을 세 번 하기엔 버겁기에 목표 칼로리조차 도달하지 못하는 경우가 부지기수예요.

그러니 반드시 목표로 삼은 끼니 수를 꼭 지키셔야 해요! 그러면 자연스럽게 목표 칼로리도 맞춰지고 벌크업에 가까운 증량이 될 겁니다.

메루치가 다이어트를 해야 한다면?

모든 메루치가 증량만 하는 건 아니에요. 다이어트를 해야 할 때도 있습니다. 체지방률이 너무 높은 마른 비만 메루치, 벌크업에 성공하고 체지방을 걷어내고 싶은 메루치도 있거든요. 전자는 잘못된 식습관과 불규칙한 라이프 스타일 때문에 근육량이 없는 상태에서 체지방만 과하게 늘어난 상태라 건강상의 위험도 있고, 본격적인 벌크업을 하기 위해서는 꼭 체지방을 줄이는 다이어트를 해야 해요. 후자는 건강하게 체중을 늘려 많은 근육량과 적당한 지방이 있는 상태인데, 벌크업을 하게 되면 어쩔 수 없이 체지방도 같이 늘어나기 때문에 몸은 커지더라도 근육의 선명도는 이전보다 좀 더 떨어질 수밖에 없습니다. 바디프로필을 찍거나, 더욱 선명한 몸을 만들기 위해서 벌크업의 다음 단계로 다이어트를 하게 되는 것이죠.

1일 소비열량 -500kcal

내 현재 체중이 유지되는 칼로리인 1일 소비열량에서 300~500kcal를 덜 먹는 것부터 시작해야 해요. 그래봤자 밥 1~1.5공기밖에 되지 않습니다. 다이어트를 하려면, 훨씬 더 줄여야 하는 것 아니냐고요? 연예인들이나 인스타그램 몸짱들을 보면 고구마랑 닭가슴살만 먹는데 그렇게 해야 되는 거 아니냐고요? 우리는 찌는 건 어렵지만 빼는 건 쉽잖아요. 그런데 우리 메루치들 체중이 급격하게 빠진다면? 기초대사량이 높은 메루치들의 특성상 갑작스럽게 섭취량을 크게 낮춘다면 근손실이 올 수 있습니다.

단백질은 그대로, 탄수화물과 지방을 줄여보자

마른 비만이거나, 벌크업을 마친 메루치의 경우엔 둘 다 탄수화물의 비중이 꽤나 높을 거예요. 특히나 마른 비만의 경우엔 잘못된 식습관으로 고탄수화물-저단백질 상태일 가능성도 큽니다. 단백질의 비율이 낮으면, 더욱 근손실에 위험이 생길 수밖에 없어요. 다이어트를 시작한다고 하더라도, 단백질은 체중(kg) × 1.2~2g 이상으로 섭취하고 탄수화물과 지방에서 300~500kcal 정도를 빼서 식단을 구성하는 게 좋습니다.

간식부터 줄여나가기

벌크업을 끝내고 다이어트를 시작하는 메루치에 해당되는 것인데요. 목표 체중을 달성했을 때쯤이면, 대개 세 끼의 식사와 두세 번의 간식을 먹고 있을 겁니다. 다이어트를 시작할 때, 가장 버거웠던 간식 또는 취침 시간에 가장 가까웠던 간식을 1회만 제외해보세요. 대부분 간식은 300~500kcal라, 우리 메루치들이 다이어트할 때 줄여야 할 칼로리와 딱 맞아떨어집니다.

유산소운동은 조금 더 이후에

이것 또한 벌크업을 끝내고 다이어트를 시작하는 메루치에게 해당되는 것입니다. 체중 감량 민감도가 굉장히 높은 메루치들이기에, 다이어트 시작부터 섭취량을 줄이면서 유산소운동까지 병행하게 된다면, '부족해진 섭취 칼로리 + 유산소운동으로 소모되는 칼로리'로 정말 급격하게 체중이 줄어들 수도 있습니다. 일례로 제가 90kg에서 처음 다이어트를 시작했을 때, 500kcal 정도를 덜 먹고 하루에 90분씩 트레드밀(러닝머신)을 뛰었는데, 한 달 사이에 거의 82kg까지 감량이 되었습니다. 급격한 감량으로 힘들게 벌크업하며 얻었던 근육량도 일부 손실되어 허탈했었죠.

섭취량을 줄인 다이어트를 하고 난 이후 정체기가 왔을 때 유산소운동을 추가해야 합니다. 대신 섭취량을 줄이는 것도, 유산소운동량으로 칼로리를 소모시키는 것도 조심스럽게 진행해야 합니다.

단 이 부분은 근육량을 꽤나 늘린, 벌크업−다이어트를 하는 메루치들에게 해당이 되는 내용이고, A3, B3, C3처럼 마른 비만인 경우엔 원체 근육량이 많지 않아 근손실이 일어날 가능성이 거의 없습니다(근손실은 근육량이 많은 사람들에게 일어나는 현상입니다). 오히려 마른 비만 메루치들은 유산소운동을 병행하면 더 빨리 체지방 연소를 할 수 있습니다.

4부

메루치들만을 위한
살찌는 운동법

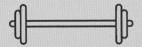

1

메루치 특성
파악하기

본격적으로 운동에 들어가기 전에, 20여 년 가까이 메루치 인생을 살아왔고, 메루치양식장에서 수천 명의 메루치들을 컨설팅하고 가르쳐본 경험을 토대로 '마른 체형의 사람들의 특성'을 정리해볼까 해요.

안타까운 체력

대부분의 메루치들은 체중도 적지만 근육도 무척이나 적어요. 그렇기 때문에 근력도 약하고 웨이트트레이닝을 오랜 시간 지속할 근지구력도 부족하답니다. 근력운동을 30분 이상 지속할 수 있는 경우가 거의 없더라고요. 그러니 덤벨이나 바벨 같은 중량이 나가는 기구를 들고 운동하기도 벅찰 수 있어요.

그런데 대부분 헬스장에서 처음 운동을 하는 메루치들은 의욕만 앞서는 경우가 많습니다. 이럴 때 다칠 수도 있고, 오버트레이닝(과훈련) 때문에 오히려 역효과가 날 수 있답니다. 무거운 무게로 녹초가 될 때까지 운동하기보다 자기한테 맞는 적절한 무게로 짧고 굵게 운동하는 게 훨씬 더 효율적입니다.

민무늬토기 같은 가슴과 등

제 옛날 별명 중에 하나가 '민무늬토기'였어요. 참 치욕스러운 별명인데, 보통 남자들은 가슴 근육이 어느 정도 나와 있어서 상체 앞면에 굴곡이 있잖아요? 그런데 저는 그런게 하나도 없이, 목부터 배까지 밋밋한 일자였거든요. 등도 마찬가지였고요. 근육이 있다면 뒤태가 역삼각형인데, 우리는 그런 게 없으니 말린 스팸처럼 그냥 11자에 가깝지요.

가슴과 등은 상체의 뿌리 같은 중요한 대근육이에요. 팔과 어깨 근육은 그 뿌리에서 이어지는 줄기 같은 근육들이고요. 이런 뿌리인 대근육들이 제 기능을 다해야 몸이 피로하지 않게 활동할 수 있고 운동도 쉽게 할 수 있는데, 우리 메루치들은 대근육이 거의 발달되지 않아서 평소에 쉽게 쓰이는 팔이나 어깨 근육을 우선적으로 쓰려는 경향이 있어요. 푸시업 같은 가슴 운동이나, 턱걸이 같은 등 운동을 하더라도 팔이나 어깨에만 힘이 들어가지 않았나요?

그래서 처음 운동하는 메루치들이라면 팔-어깨 운동보다는 가슴-등 같은 대근육 위주로 운동을 해서 상체의 뿌리를 단단하게 만드는 게 우선입니다. 가슴이나 등 운동을 하게 되면 자연스럽게 줄기 근육인 팔이나 어깨도 발달하게 되니 일석이조겠죠?

굽어 있는 우리 어깨

예전에 저도 그랬지만, 메루치 열 명 중 대여섯은 어깨가 앞으로 굽어 있고, 거북목 증세가 있더라고요. 생활 습관이 가장 큰 원인이겠고, 왜소한 체구로 인한 심리적 위축 때문에 몸을 더 움츠리게 되어서 그럴 수도 있겠지요. 메루치들은 약한 근력과 근지구력 탓에 운동을 즐기는 편이 아니라서 다양한 근육을 사용하지 않으니 불균형이 올 수도 있어요. 하지만 이런 몸의 불균형은 운동을 할 때 동작을 부자연스럽게 만든다든가 운동의 효과를 100% 다 발휘하지 못하게 할 수도 있답니다. 메루치들에게 자주 일어나는 거북목, 굽은 등, 굽은 어깨 교정 운동을 병행하면서 체중을 증량한다면 훨씬 더 원활하고 안전하게 살을 찌울 수 있을 거예요.

맨몸운동에서 날아다니는 메루치

우리의 장점이라면 장점일까요? 키에 비해 체중이 적게 나가고, 체지방률이 낮아서 체중 대비 근육량의 비율은 높은 편입니다. 절대적인 근육량은 부족하니 무거운 기구를 들고 옮기고 하는 운동은 잘 못하지만, 체중을 이용해 움직이는 푸시업, 턱걸이, 딥스처럼 맨몸body weight을 활용해서 하는 '맨몸운동'은 굉장히 잘할 수 있답니다. 체중이 제법 나가는 성인 남성이 턱걸이를 익히려면 꽤 오래 걸리지만, 우리 같은 메루치들은 금방 배우고 익숙해질 수 있어요. 그래요, 일단 운동을 시작할 때는 비교적 우리가 잘할 수 있는 맨몸운동으로 기본적인 체력과 근력, 근육량을 올리고 나서 그다음에 바벨이나 덤벨 운동으로 넘어가는 게 좋아요.

2

읽기만 해도 살찌는 운동 팁

이 책을 읽고 있는 메루치 독자분들도 체중을 늘리기 위해 앞으로 꽤 많은 시간을 운동에 투자하게 될 거예요. 제가 메루치였던 시절, 무작정 열심히만 하면 되겠지 하며 운동을 하다보니 시행착오를 겪으면서 허비한 시간도 많았지요. 그래서 여러분은 소중한 운동 시간을 두세 배 효율적으로 쓸 수 있도록 제가 중요한 체중 증량 운동 팁들을 알려드릴게요.

매일 아침마다 체중 기록하기

체중 측정은 메루치들의 모의고사입니다. 만약 모의고사를 단 한 번 보지 않고 수능만 쳐야 한다면? 부족한 부분을 분석하고 보완할 기회가 없다면 결국 실패하지 않을까요? 벌크업도 마찬가지입니다. 주기적인 체중

측정은 우리가 올바른 방향으로 가고 있는지 확인을 시켜주는 가장 쉽고 정확한 방법입니다. 측정 결과에 따라서, 체중이 잘 늘어나지 않는다면 섭취량을 늘리고, 체중이 너무 빠르게 는다면 살크업을 피하기 위해 불필요한 섭취량을 줄이는 것이죠.

체중은 하루 종일 똑같지 않습니다. 저녁 체중이 아침 체중에 비해서 1·2kg 더 많이 나가지요. 이는 체내에 잔류하고 있는 소화되지 않은 음식물의 무게와 수분 때문입니다. 그래서 체중은 매일 아침 공복에 측정하고 기록해놓으세요. 만약 기상 직후에 화장실을 가는 편이라면 다녀와서 측정해주세요.

워밍업은 필수 중 필수

본격적으로 운동을 하기 전에 가벼운 강도로 준비운동을 하는 걸 '워밍업'이라고 합니다. 만약 오늘 푸시업을 10개씩 3세트를 해야 한다면, 시작 전에 3~4개 정도로 두어 번 몸을 풀어주고 데워주는 것이 바로 '워밍업 세트'입니다. 우리 같은 메루치들은 근육량이 많지 않기 때문에, 강도가 높은 운동을 갑작스럽게 하게 되면 뼈와 뼈 사이의 인대나 뼈와 근육 사이의 건(힘줄)이 놀라서 다칠 수도 있어요. 뿐만 아니라, 워밍업을 하면 본운동 동작에서 쓰이는 근육이 예열이 되어 쉽게 유연해지고, 근육에 혈액이 몰려 부풀어오르는 펌핑 효과 덕분에 그 근육에 영양분과 산소를 쉽게 공급할 수 있게 되어 운동이 훨씬 원활해집니다. 워밍업 세트는 정말 몸을 '풀어주는' 세트이기 때문에 힘들 정도로 하면 안 됩니다.

근육이 찌는 건 본 세트에서

하나의 운동은 '워밍업 세트'와 '본 세트'로 구성됩니다. 근육이 성장해 체중이 늘어나는 건 진짜 운동인 본 세트에서 일어납니다. 2~3번의 워밍업 세트에서 몸이 충분히 예열이 됐다면 이 본 세트로 드디어 근육에 타격을 입히는 것이지요. 여러분의 근육은 이 본 세트에 달려 있다는 것 잊지 마세요.

세트	중량	횟수
워밍업 세트 1	10kg	10회
워밍업 세트 2	20kg	10회
본 세트 1	30kg	10회
본 세트 2	30kg	10회
본 세트 3	30kg	10회

워밍업 세트: 본 세트보다 가볍게 진행
본 세트: 근육이 성장하는 세트

운동 강도가 늘어나야 살이 찐다

오늘 푸시업 10개를 했다면 내일은 11개를 해야 합니다. 운동을 아무리 열심히 해도 매일 똑같이 운동을 한다면 근육량이 늘어나지도 탄탄하게 살이 찌지도 않습니다. 근육이 자라날 수 있도록 꾸준히 괴롭혀야 해요. 그런데 매일 똑같이 똑같이 괴롭힌다면 근육은 그 자극에 적응을 하게 되고 더 이상 덩치를 키우려고 하지 않지요. 중량이든 횟수든 어떻게든 '운동 강도'가 늘어나야 근육이 커진답니다.

메루치 운동은 대근육 위주로

우리 메루치들이 체중을 효율적으로 늘리기 위해선 큰 근육들인 가슴, 등, 하체 위주로 운동을 해야 합니다. 팔이나 어깨 같은 건 작은 근육이기에 증량되는 폭이 대근육에 비해 작아요. 게다가 대근육 위주로 운동을 하게 되면 팔과 어깨는 자연스럽게 빌달을 하게 됩니다.

주동근과 협응근을 알아두자

모든 운동은 그 동작을 수행하기 위해 주로 쓰는 근육인 주동근과 그 동작을 보조해주는 협응근이 협력해서 이루어진답니다. 가슴 운동으로 알려진 푸시업이나 벤치프레스는 주동근이 가슴 근육이고 협응근이 어깨 앞쪽 근육(전면삼각근), 팔 뒤쪽 근육(삼두근)이에요. 등 운동으로 알려진 풀업(턱걸이)은 주동근이 광배근, 협응근이 어깨 뒤쪽 근육(후면삼각근), 팔 앞쪽 근육(이두근)이죠. 운동을 하게 되면 주동근과 협응근이 모두 발달하면서 근육이 커지게 되지만, 주로 쓰는 근육인 주동근이 중점적으로 발달을 하게 된답니다. 자세를 정확하게 잘 잡았다면, 주동근에 힘이 들어가는 느낌을 많이 받고 협응근은 비교적 덜하지요.

운동	주동근	협응근
푸시업, 벤치프레스, 덤벨벤치프레스, 체스트프레스	가슴(대흉근)	어깨 앞쪽 근육(전면삼각근), 팔 뒤쪽 근육(상완삼두근)
풀업, 랫풀다운, 케이블로우, 바벨로우, 덤벨로우	등(광배근)	어깨 뒤쪽 근육(후면삼각근), 팔 앞쪽 근육(상완이두근), 날개뼈 안쪽 근육(중부승모근)
스쿼트	허벅지 앞쪽 근육 (대퇴사두근)	엉덩이(둔근), 허벅지 뒤쪽 근육(햄스트링), 허리(척추기립근)
런지	엉덩이(둔근), 허벅지 뒤쪽 근육 (햄스트링)	허벅지 앞쪽 근육(대퇴사두근)

힘을 줄 땐 빠르게, 힘을 풀 땐 천천히

스쿼트를 예로 들자면, 앉을 땐(힘을 풀 땐) 천천히, 일어설 땐(힘을 줄 땐) 비교적 빠르게 해야 합니다. 힘을 푸는 동작을 빠르게 한다면 근육의 힘을 이용하는 게 아니라 반동을 이용하게 되어 자세가 망가지기도 하고, 근육을 충분히 괴롭히지 못하게 될 수도 있어요. 우리 메루치들이 많이 실수하는 게, 몸이 가볍다보니 스쿼트든 푸시업이든 동작을 빠르게 한다는 점입니다.

무엇보다 자세가 우선

중량을 늘리고 횟수를 늘려 운동 강도를 높이는 것보다도 우선되어야 하는 게 바로 자세입니다. 정확한 자세를 통해 근육은 정직하게 성장을 하고 여러분의 체중도 정직하게 늘어날 수 있습니다. 자세는 거울 보면서 파악을 할 수도 있지만, 가장 좋은 건 카메라로 영상을 찍어서 비교해보는 거예요. 거울은 한 면밖에 볼 수 없고, 운동을 하고 있는 상황이기에 집중해서 내 자세의 문제를 분석하기가 힘들답니다. 운동을 할 때 여러 방향으로 촬영해보고 정확한 자세에 좀 더 다가가보세요.

갑자기 통증이 느껴진다면 바로 그만

우리처럼 몸이 가벼운 메루치들도 관절과 건, 인대가 다칠 수가 있습니다. 오히려 관절을 잡아주는 근육량이 상대적으로 적기 때문에 더 쉽게 부상을 당할 수가 있어요. 이 부상이라는 게 통증 때문에 무서운 게 아니에요. 다쳐서 한동안 운동을 쉬게 되면 우리에게 가장 중요한 동기가 줄어들거나 사라질 수 있기 때문에 다시 '운동을 하지 않는 메루치' 상태로 돌아갈지도 모른다는 것이죠.

오버트레이닝은 역효과를 낳는다

근육량이 늘어나려면 운동 강도가 늘어나야 한다고 했지요? 그럼 운동을 많이 하면 할수록 운동 강도가 늘어날까요? 아닙니다. 오히려 본인의 한계치 이상으로 운동을 하면 운동 강도 증진과 근육 성장을 지체하는 오버트레이닝(과훈련)이 될 수 있어요. 다다익선이 아니라 과유불급이죠. 헬스장에 가면 운동을 2~3시간씩 하는 사람들이 있는데, 그들은 그 시간 동안 집중할 수 있는 체력과 근육량이 있기에 가능한 것이고, 이제 막 운동을 시작하는 메루치들은 40~60분이면 충분합니다.

본인한테 맞는 운동량을 찾아야 되는데, 이를 다른 말로 'MRV(Maximal recoverable volume, 최대 회복 가능한 운동량)'라고 합니다. 내가 회복할 수 있는 운동량(세트로 측정합니다), 지나치지도 부족하지도 않게 운동 강도를 점진적으로 잘 늘릴 수 있는 운동량을 말합니다. 가슴, 등, 하체 등등 근육 부위당 일주일에 회복 가능한 체력이 MRV입니다. 한 마디로 '내가 일주일 동안 가능한 각 근육당 운동 세트 수'라고 생각하시면 돼요. 내가 가슴 근육의 MRV가 8~12세트 정도인데, 만약 이번주에 18세트를 했다? 오버트레이닝이 될 가능성이 높겠죠? 또는 굉장히 적게 일주일에 6세트만 한다면, 세트 수가 너무 적어서 근육을 자극하지 못하게 될 거예요. 운동을 처음 시작한 사람이라면 MRV가 낮아서 운동량이 적을 수밖에 없고, 운동 경력이 쌓이면 회복력이 좋아져 이 MRV가 점점 높아지니, 한번 운동할 때 1~2시간씩 할 수 있게 되는 것이죠.

메루치양식장의 수강생들을 토대로 측정했던 MRV를 공유할게요. 개인차가 있을 수 있으니 참고만 해보세요.

	적합한 운동	MRV
입문자 (운동 경력 1개월 이내)	맨몸운동	9~12세트 이내
초급자 (운동 경력 1개월 이상)	헬스장 무분할운동	12세트 이내
초중급자 (운동 경력 2~3개월 이상)	헬스장 2분할운동	12~18세트 이내

* MRV는 워밍업 세트를 제외한 본 세트를 기준으로 합니다.
* 위 표에서 말하는 MRV는 한 부위당 세트를 뜻하며, 큰근육(가슴-등-하체)에 대한 운동량입니다. 입문자라면 가슴 운동을 9~12세트, 하체 운동을 9~12세트로 훈련을 해야 된다는 뜻입니다.

운동일지를 꼭 쓰자

운동일지를 써야 운동 강도를 효율적으로 올릴 수 있습니다. 그러지 않으면 내가 저번 운동에 몇 개를 했는지, 몇 kg을 들어올렸는지 알 수 없기 때문에 오늘의 운동 계획을 어렴풋한 기억과 '감'에 전적으로 의존해서 짤 수밖에 없어요. 결국 운동을 저번보다 덜 하거나 훨씬 더 하게 되어 효과가 아예 없거나 오버트레이닝의 역효과가 나타날 수 있지요. 또한 운동일지에는 저번 운동에 어떤 특이사항이 있었는지 기록을 할 수 있어 다음 운동에 반영할 수도 있습니다. 예를 들면 "푸시업을 할 때 오른쪽 팔꿈치에 통증이 있었다" 같은 꼼꼼한 메모가 알찬 운동 계획을 세우는 데 도움이 됩니다.

3

1단계:
맨몸운동으로
5kg 늘리기

대상 | 운동을 처음 접하는 메루치,
　　　푸시업 정자세 15개 3세트가 안 되는 메루치
운동 기간 | 3~4주 차까지
준비물 | 문틀 철봉, 풀업 밴드

　　우리 메루치들이 가장 잘하는 맨몸운동. 몸만 있으면 되는 운동이기에 헬스장에 갈 필요가 없어 비용도 적게 들고, 주변 사람들 시선을 신경 쓸 필요도 없지요. 저 또한 운동기구가 열악하고 '짬'이 안 되어서 체력단련장(군대 헬스장)을 갈 수 없었던 이등병 군인 메루치 시절, 이 맨몸운동 프로그램으로 60kg에서 70kg까지 증량한 경험이 있고, 메루치양식장 체중 증량 센터에서 이제 막 운동에 입문하는 메루치 회원에게 직접 진행하여 적게는 2kg, 많게는 5kg까지 증량시킨 프로그램이라 믿고 따라오셔도 됩니다.

단, '맨몸'이라는, 강도의 한계점이 명확한 운동이라 입문 3~4주 차, 또는 푸시업 15개 3세트가 무난해지는 시점부턴 헬스장에 등록하여 그다음 단계인 '헬스장에서 5kg 늘리기' 프로그램을 시작하는 게 좋겠습니다.

맨몸운동에서 운동 강도 올리는 방법: 횟수

앞에서 말한 것처럼, 운동 강도가 올라가지 않으면 탄탄하게 체중이 늘어나지 않습니다. **중량, 횟수, 세트수**, 이렇게 세 가지로 늘릴 수가 있으며, 맨몸운동은 이 중에서 횟수로만 강도 증진이 가능합니다. 방법은 굉장히 간단합니다. 훈련 때마다 횟수를 늘리기만 하면 끝이죠. 만약 푸시업을 10개씩 3세트를 하고 있다면, 다음 운동은 11개씩 3세트를 하면 됩니다.

고정횟수 운동 방법

효율적으로 운동 강도를 올리기 위해선 고정횟수 운동 방법을 추천합니다. 이것은 워밍업 세트를 제외한 본 세트는 모두 동일한 횟수로 진행하는 것입니다.

맨몸운동 프로그램은 운동당 5세트로 구성되어 있어요. 이 5세트 중에서 첫번째, 두번째 세트는 몸을 풀어주는 워밍업 세트라 운동 강도가 꽤 낮습니다(본 세트의 30%, 60%). 3~5세트가 실제 운동을 하는 본 세트이기 때문에 집중력 있게 잘 수행해야 하고 이 세트들에서 운동 강도가 잘 증진되어야 근육량이 잘 늘어나고 살이 찔 수 있어요.

푸시업으로 예를 들자면 다음과 같습니다.

푸시업 1세트(워밍업 세트) 3개
푸시업 2세트(워밍업 세트) 6개
푸시업 3세트(본 세트) 10개
푸시업 4세트(본 세트) 10개
푸시업 5세트(본 세트) 10개

여기서 운동강도를 올린다면,

푸시업 3세트(본 세트) 11개
푸시업 4세트(본 세트) 11개
푸시업 5세트(본 세트) 11개

이런 식으로 진행하고, 또 그다음에 운동을 할 땐 12개씩 진행을 하면 됩니다.

운동 방법

운동 순서

푸시업 → 니푸시업 → 풀업 → 인버티드로우 → 스쿼트 → 런지 → 플
랭크 → 백익스텐션

진행

· 세트는 워밍업 세트 2개, 본 세트 3개로 구성되어 있습니다

· 한 운동의 모든 세트가 끝난 뒤에 다음 운동으로 넘어가야 합니다
(푸시업의 모든 세트가 끝나고 난 뒤 니푸시업을 하는 식입니다).

· 풀업과 인버티드로우의 경우 '문틀 철봉'이라는 도구가 필요합니다.
이 중 풀업은 초보 메루치가 하기에 운동 강도가 꽤나 높은 편이라 동작을
보조해주는 '풀업 밴드'라는 아이템을 구비하시길 권장합니다.

운동 속도

· 절대 빠르게 진행하면 안 됩니다. 초보 메루치가 빠르게 운동을 반
복하면 자세가 무너질 가능성이 정말 큽니다.

· 스쿼트를 제외한 모든 운동은 2-1-1 속도로 운동을 합니다. 2초
동안 내려가고 1초 동안 멈추고(내려온 상태에서), 1초 동안 올라오는 방
법입니다.

· 스쿼트는 3-1-2 속도로 진행합니다.

휴식 시간

· 세트 간 휴식 시간: 1분

(예: 푸시업 1세트와 푸시업 2세트 사이 쉬는 시간 1분)

· 운동 간 휴식 시간: 2~3분

(예: 푸시업 3세트 종료 후 2~3분 뒤에 니푸시업 워밍업 세트 시작)

운동 빈도

운동은 주 3회 월-수-금요일 또는 화-목-토요일로 진행합니다. 나머지 요일엔 꼭 휴식을 취해주세요.

테스팅 데이

운동 첫날은 테스팅 데이, 그 이후는 테스팅 데이의 데이터를 바탕으로 본격적인 프로그램을 시작합니다.

테스팅 데이란 앞으로 해야 될 운동들을 더는 못 할 때까지 최대치로 해보면서 근력과 근지구력을 측정하는 날입니다. 적합한 운동 프로그램을 짜려면 본인의 체력이라는 정확한 기준이 있어야 하므로, 미는 힘, 당기는 힘, 앉았다 일어나는 힘이 어느 정도인지 알아보는 것입니다.

· 각 운동을 본격적으로 하기 전 워밍업 세트를 2~3세트 합니다.

· 워밍업 세트는 지치지 않을 정도로 아주 가볍게 합니다(푸시업을 15개 할 수 있다면 3~4개 정도 하는 게 적당합니다).

· 운동 속도(반복 속도)를 처음부터 끝까지 동일하게 유지합니다.

· 본격적인 세트를 실패지점까지 반복합니다. 실패지점이란 정확한

자세와 속도로 더 이상 반복을 못 하는 시점을 말합니다.

· 각 세트당 반복한 횟수를 표에 기록합니다. 플랭크는 시간을 기록합니다.

· 특이사항이 있다면 따로 기록을 합니다(특정 부위 통증, 과도한 휴식 시간 등).

· 모든 기록을 마쳤다면, 각 운동당 평균 횟수를 계산합니다. 그 수치가 본격적인 프로그램의 본 세트당 횟수입니다. 테스팅 데이 푸시업의 평균 개수가 8.3개로 나왔다면, 본격적인 프로그램에선 푸시업을 8개 3세트로 진행하면 됩니다.

· 연습과 테스트를 모두 다 진행하려면 시간도 체력도 부담스러울 수 있습니다. 하루 만에 끝내는 게 어렵다면 2~3일에 걸쳐서

첫째날: 미는 운동 테스트로 푸시업, 니푸시업

둘째날: 당기는 운동 테스트로 풀업, 인버티드로우

셋째날: 하체 운동 테스트로 스쿼트, 런지

이렇게 진행해도 됩니다. 플랭크와 백익스텐션은 비교적 덜 부담스러운 운동이기에 아무 날이나 붙여서 진행해보세요.

· 푸시업이 영 부담스러운 분이라면 니푸시업 → 스텝박스 니푸시업(189쪽 참조) 순으로 진행하시고, 풀업 밴드를 사용한다면 어떤 색깔(강도)의 밴드를 사용했는지 기입해주세요. 인버티드로우는 문틀 철봉을 설치한 높이를 기록해주세요.

· 엑셀 프로그램의 첫번째 시트(맨몸운동 테스트 프로그램)에 여러분의 테스트 결과를 기입할 수 있도록 되어 있습니다. 이 값을 모두 입력하면 적합한 운동 프로그램이 '맨몸운동으로 5kg 늘리기' 시트에 자동으로 만들어집니다.

테스팅 데이 표 예시

운동명	세트	반복 횟수	평균 개수	특이사항
푸시업	1	15	8.3	
	2	7		
	3	3		
니푸시업	1	12	7.6	
	2	7		
	3	4		
풀업	1	3	2.3	
	2	2		
	3	2		
인버티드로우	1	16	10.6	
	2	10		
	3	6		
스쿼트	1	22	14	
	2	13		
	3	7		
런지	1	12	8	
	2	7		
	3	5		
플랭크	1	40	31.6	
	2	30		
	3	25		
백익스텐션	1	15	11	
	2	11		
	3	7		

본격적인 프로그램

· 격일로 진행하는 것이므로 테스팅 데이 후 하루 쉬고 그다음날부터 시작합니다.

· 본 세트를 진행하기 전에 워밍업 세트를 최소 2세트 이상씩 해야 합니다

· 워밍업 1세트는 본 세트 횟수의 30%, 워밍업 2세트는 본 세트 횟수의 60% 정도로 합니다. 만약 푸시업 본 세트가 8개씩 3세트를 하는 것이라면, 워밍업 1세트는 3개, 워밍업 2세트는 5개를 하면 됩니다.

· 니푸시업, 인버티드로우, 스쿼트, 런지의 마지막 세트는 실패지점까지 반복합니다.

· 테스트 프로그램 시트에 모든 값을 입력했다면, '맨몸운동으로 5kg 늘리기' 시트에 자동으로 프로그램이 만들어졌을 겁니다. 운동한 값을 입력하면 새로운 프로그램이 자동으로 아래의 다음 표에 만들어집니다. 모든 운동의 반복 횟수는 테스팅 데이 때 기록한 각 운동의 평균 횟수에서 1회를 더 늘려 진행이 됩니다.

맨몸운동으로 5kg 늘리기 프로그램 예시

DAY 1 (날짜, 요일)	운동명	세트	세트당 목표 반복 횟수	세트당 성공 반복 횟수	평균 개수	기타
		워밍업 1	4			
		워밍업 2	6			
	푸시업	1				
		2	9			
		3				

3월 8일 월요일	니푸시업	워밍업 1	3			
		워밍업 2	5			
		1				
		2	8			
		3				3세트 실패지점까지
	풀업	워밍업 1	1			
		워밍업 2	2			
		1				
		2	3			
		3				
	인버티드 로우	워밍업 1	5			
		워밍업 2	7			
		1				
		2	12			
		3				3세트 실패지점까지
	스쿼트	워밍업 1	6			
		워밍업 2	9			
		1				
		2	15			
		3				3세트 실패지점까지
	런지	워밍업 1	4			
		워밍업 2	5			
		1				
		2	9			
		3				3세트 실패지점까지

	플랭크	워밍업 1	14			
		워밍업 2	21			
		1				
		2	35			
		3				
	백익스텐션	워밍업 1	5			
		워밍업 2	7			
		1				
		2	12			
		3				

4

2단계: 헬스장에서 5kg 늘리기

대상 | 1단계를 4주 이상 진행한 메루치,
맨몸운동에 익숙해져서 더 이상 변화가 없는 메루치,
푸시업 정자세 15개 3세트가 가능한 메루치

운동 기간 | 4~6주 차까지

    맨몸운동만으로는 체중을 늘리는 데 한계가 있습니다. 탄탄하게 체중이 늘어나려면 근육량이 늘어나야 하고 근육량이 늘어나려면 운동 강도가 계속 올라가야 하는데, 맨몸운동은 운동 강도를 횟수로밖에 올리지 못한다는 치명적인 단점이 있거든요. 보통 15개 이상의 반복 횟수가 늘어나면 근육의 양을 늘리기보다 순수한 체력, 지구력에 초점이 맞춰집니다. 다시 말해 맨몸운동의 목적이 근지구력성 운동으로 바뀔 수 있다는 것이죠.

이런 시점부터는 바벨이나 덤벨 또는 운동기구를 들어서 중량으로 운동 강도를 올리는 방법이 필요합니다. 푸시업보다는 중량을 자유자재로 늘릴 수 있는 벤치프레스 같은 운동이 훨씬 유리하다는 뜻입니다.

헬스장에서 운동 강도 올리는 방법: 중량 + 횟수

중량은 횟수보다 상대적으로 부담스러운 개념입니다. 만약 30kg 벤치프레스를 10회씩 하던 사람이라면 30kg 벤치프레스 10개에서 횟수만 11개씩 늘리는 건 쉽지만, 횟수가 아닌 40kg로 중량을 올려서 10개를 하려고 하면 너무 벅찰 수밖에 없죠. 하지만 이 중량을 효율적으로 쉽게 올리는 방법이 있습니다. 횟수를 먼저 올리고 중량을 올리는 방법입니다.

선 횟수-후 중량 방법

선 횟수-후 중량 방법이란 가장 만만한 운동 강도인 횟수를 먼저 올리고 특정 시점 이상 횟수를 달성하게 되면 중량을 올리고 횟수를 다시 낮춰서 진행하는 방법입니다. 즉, 쉬운 횟수를 먼저 공략하고 힘든 중량을 그 다음에 늘리는 전략이죠. 이 방법의 시작은 먼저 각 운동당 반복구간을 정하는 것입니다. 반복구간이란 그 운동을 진행하는 최소의 반복 횟수와 최대의 반복 횟수예요. 6~10회, 8~12회, 10~15회, 이렇게 운동 목적에 따라 다르게 정하는데, 헬스장에 입문하는 메루치라면 8~12회를 추천합니다. 벤치프레스 반복구간을 8~12회로 정했다면, 벤치프레스는 반복을 최소 8회에서 최대 12회까지만 진행한다는 것이죠.

위밍업을 제외한 본 세트는 **고정중량, 고정횟수**로 운동을 진행해요. 본 세트 모두 중량과 횟수를 같게 가져간다는 뜻인데, 예를 들면,

벤치프레스 (8~12)	중량	횟수
워밍업 세트 1	18kg	12회
워밍업 세트 2	36kg	12회
본 세트 1	60kg	12회
본 세트 2	60kg	12회
본 세트 3	60kg	12회

벤치프레스 (8~12)	중량	횟수
워밍업 세트 1	19.5kg	8회
워밍업 세트 2	39kg	8회
본 세트 1	65kg	8회
본 세트 2	65kg	8회
본 세트 3	65kg	8회

특정 중량에서 횟수가 반복구간의 최대치에 도달할 때까지는 중량을 올리지 않고 횟수만 올리면서 운동을 합니다. 벤치프레스 60kg 10회 3세트로 훈련 중, 반복구간이 8~12회라면 벤치프레스를 60kg 12회 3세트가 될 때까지 계속 횟수로만 강도를 올리는 것이죠.

특정 중량에서 횟수가 반복구간의 최대치에 도달하면 중량을 올리고 횟수를 낮춰서 운동을 진행합니다. 오늘 벤치프레스 60kg 12회 3세트 성공하면 다음 운동 때는 65kg 8회 3세트를 진행합니다. 65kg로 중량을 5kg 올리되, 횟수는 반복구간(8~12회)의 최소치인 8회로 낮춰서 운동을 진행하는 것이에요. 다시 65kg 벤치프레스를 12회가 가능해지면, 중량을 70kg로 올리고 횟수를 8회로 낮추고, 이런 식으로 반복하는 겁니다.

헬스장 프로그램의 반복구간은 8~12회입니다.

이 프로그램에서 반복구간이 8~12회인 이유가 있습니다. 근육량이 늘어나기에 적합한 운동 강도이면서, 많이 가볍지도 무겁지도 않는 중량이라 초급자 메루치가 자세 연습하기에 딱 좋은 횟수이기 때문이죠.

운동 강도 면에서는 6~12회 반복할 수 있는 정도로 훈련을 할 때 근육량이 가장 잘 늘어난다고 합니다. 물론 20~30회까지 할 수 있는 가벼운 중량으로 6~12회를 하거나, 1~2회 겨우 할 수 있는 무거운 중량으로 도움을 받아 억지로 6~12회씩 하게 된다면 아무런 의미가 없습니다. 6~12회로 훈련할 수 있는 적절한 중량을 다뤄야 합니다. 1~6회 할 수 있는 중량으로 훈련하면 근육량보다는 순수한 힘이 잘 늘어나고, 12~15회 이상으로 반복할 수 있는 중량으로 훈련하면 근육량보다는 순수한 근지구력이 잘 늘어납니다. 그래서 무거운 무게를 들어야 하는 역도 선수나 파워리프팅 선수들은 6회 미만으로 훈련을 하고, 지구력이 중요한 마라토너와 장거리 사이클 선수들은 15회 이상으로 훈련을 합니다.

훈련 횟수	주로 발달되는 부분
1~6회	근력
6~12회	근육 크기
12~15회 이상	근지구력

우리 메루치들은 근육량을 늘리는 데 초점을 맞춰야 하니 근육 크기에 최적화된 6~12 구간에서 운동을 하는 게 유리한데, 초보 메루치를 대상으로 하는 이 프로그램에선 정확한 자세와 부상 방지를 위해 6~7회는 진행을 하지 않습니다. 왜냐면 6~7회 반복해야 될 중량이라면 꽤나 무거

운 무게(고중량-저반복)라 초보 메루치들에게 부담이 될 수 있고 정확한 자세를 잡기에 어려움을 겪을 수 있기 때문입니다.

운동 방법

운동 순서

벤치프레스(또는 체스트프레스) → 푸시업 → 랫풀다운(또는 풀업) → 케이블로우 → 덤벨스쿼트 → 덤벨런지 → 덤벨컬 → 케이블푸시다운

진행

헬스장에서 5kg 늘리기 프로그램도 맨몸운동 프로그램과 마찬가지로 테스팅 데이의 데이터를 바탕으로 본격적으로 시작됩니다.

·벤치프레스(또는 체스트프레스)와 푸시업은 가슴, 랫풀다운(또는 풀업)과 케이블로우는 등, 덤벨스쿼트와 덤벨런지는 하체, 덤벨컬과 케이블푸시다운은 팔 운동입니다.

·세트는 워밍업 세트 2개, 본 세트 3개로 구성되어 있습니다.

·한 운동의 모든 세트가 끝난 뒤에 다음 운동으로 넘어가야 합니다.

·각 운동의 마지막 세트는 실패지점까지 진행합니다.

·정확한 자세가 우선시되어야 합니다. 맨몸운동과 다르게 바벨과 덤벨을 들고 진행하기에 각별히 주의해야 합니다.

반복구간

· 헬스장에서 5kg 늘리기 프로그램은 푸시업과 팔 운동(덤벨컬, 케이블푸시다운)을 제외한 모든 운동의 반복구간이 8~12회로 정해져 있습니다.

휴식 시간

· 세트 간 휴식 시간: 1분
· 운동 간 휴식 시간: 2~3분

운동 빈도

운동은 주 3회 월-수-금요일 또는 화-목-토요일로 진행합니다. 나머지 요일엔 꼭 휴식을 취해주세요.

가변적인 마지막 세트

헬스장에서 5kg 늘리기 프로그램은 운동 마지막 세트 횟수를 가변적으로 진행을 하도록 구성되어 있는데요. 푸시업, 케이블로우, 덤벨컬, 케이블푸시다운은 실패지점까지 진행하고 벤치프레스, 랫풀다운, 덤벨스쿼트, 덤벨런지는 각 운동 마지막 세트를 딱 1개 여유 있을 때까지 반복하게 되어 있습니다.

예를 들어서, 벤치프레스 3세트를 12개씩 하라고 짜여 있다면, 1, 2세트를 12개씩 했더라도 마지막 세트에는 13개, 14개를 할 수도 있고, 반대로 힘이 부족하면 10개나 11개만 할 수도 있다는 것입니다. 이렇게 구성한 이유는 오버트레이닝을 방지하면서 현재 컨디션에 적합한 강도로 운동할 수 있도록 하고 다음 프로그램을 좀 더 정확하게 짤 수 있도록 하기 위함입니다.

테스팅 데이

헬스장 프로그램은 맨몸운동과 다르게 중량으로도 운동 강도를 늘릴 수 있기에 테스팅 데이의 주된 목적 중 하나가 적합한 중량 찾기입니다.

· 벤치프레스, 푸시업, 랫풀다운, 케이블로우, 덤벨스쿼트, 덤벨런지는 각각 충분히 자세 연습을 한 다음에 15회 정도 여유 있게 할 수 있는 중량을 찾아보세요.

· 이 15회를 간신히 할 수 있는 중량이 아니라, 15회를 반복하고도 2~3개 더 할 수 있는 중량을 찾아야 합니다.

· 벤치프레스 빈 봉(바벨)의 기본 무게는 20kg이며, 원판과 봉 무게를 모두 포함하여 기입합니다.

· 덤벨런지의 중량 또한 양 덤벨의 무게를 합하여 기재합니다. (양쪽 덤벨의 무게는 동일해야 합니다.)

· 테스트 순서는 운동 순서와 동일하게 벤치프레스 → 푸시업 → 랫풀다운 → 케이블로우 → 덤벨스쿼트 → 덤벨런지 → 덤벨컬 →케이블푸시다운입니다.

· 자세 연습 및 테스트가 길어진다면 2~3일에 걸쳐서

첫째날: 벤치프레스, 푸시업, 케이블푸시다운

둘째날: 랫풀다운, 케이블로우, 덤벨컬

셋째날: 덤벨스쿼트, 덤벨런지

이렇게 진행해도 괜찮습니다.

· 엑셀 프로그램의 세번째 시트(헬스장에서 5kg 늘리기 테스트 프로그램)에 여러분의 테스트 결과를 기입할 수 있도록 되어 있습니다. 이 값을 모두 입력하면 적합한 운동 프로그램이 '헬스장에서 5kg 늘리기' 시트에 자동으로 만들어집니다.

본격적인 프로그램

· 본 세트를 진행하기 전에 워밍업 세트를 최소 2세트 이상씩 해야 합니다. 특히 각 부위의 첫번째 운동인 벤치프레스, 랫풀다운, 덤벨스쿼트는 필수적으로 워밍업 세트를 해주세요.

· 부위 간 순서는 바꿔도 괜찮으나 부위 내 운동 순서는 바꾸지 말아야 합니다. 다시 말해, 하체 운동(덤벨스쿼트 → 덤벨런지) → 가슴 운동(벤치프레스 → 푸시업) 순으로 바꾸는 건 상관없으나 푸시업 → 벤치프레스 또는 덤벨런지 → 덤벨스쿼트로 바꾸면 안 됩니다. 첫 운동은 너무 쉬워지고 두번째 운동은 너무 어려워져서 프로그램의 성공률이 급격히 떨어지게 되기 때문이에요.

· 테스트 프로그램 시트에 모든 값을 입력했다면, '헬스장에서 5kg 늘리기' 시트에 자동으로 프로그램이 만들어졌을 겁니다. 운동한 값을 표에 입력을 하면 새로운 프로그램이 자동으로 아래의 다음 표에 만들어집니다.

헬스장에서 5kg 늘리기 프로그램 예시

운동한 날짜	10월 6일	헬스장에서 5kg 늘리기 프로그램					
운동 이름 (반복구간)	세트	중량	목표 횟수	성공 횟수	평균 횟수	기타
벤치프레스 (8~12)	워밍업 1	9kg	12회		0.0	
	워밍업 2	18kg	12회			
	1	30kg	12회			
	2	30kg	12회			
	3	30kg	12회			3세트 딱 1개만 여유 있을 때까지
푸시업	워밍업 1		20회		0.0	
	워밍업 2		20회			
	1		20회			
	2		20회			
	3		20회			3세트 실패지점까지
랫풀다운 (8~12)	워밍업 1	9kg	12회		0.0	
	워밍업 2	18kg	12회			
	1	30kg	12회			
	2	30kg	12회			
	3	30kg	12회			3세트 딱 1개만 여유 있을 때까지

케이블로우 (8~12)	워밍업 1	6kg	12회		0.0	
	워밍업 2	12kg	12회			
	1	20kg	12회			
	2	20kg	12회			
	3	20kg	12회			3세트 실패지점까지
덤벨스쿼트 (8~12)	워밍업 1	9kg	12회		0.0	
	워밍업 2	18kg	12회			
	1	30kg	12회			
	2	30kg	12회			
	3	30kg	12회			3세트 딱 1개만 여유 있을 때까지
덤벨런지 (8~12)	워밍업 1	9kg	12회		0.0	
	워밍업 2	18kg	12회			
	1	30kg	12회			
	2	30kg	12회			
	3	30kg	12회			3세트 딱 1개만 여유 있을 때까지
덤벨컬 (10~15)	워밍업 1	6kg	12회		0.0	
	워밍업 2	12kg	12회			
	1	20kg	12회			
	2	20kg	12회			
	3	20kg	12회			3세트 실패지점까지

	워밍업 1	3kg	12회			
	워밍업 2	6kg	12회			
케이블 푸시다운 (10~15)	1	10kg	12회		0.0	
	2	10kg	12회			
	3	10kg	12회			3세트 실패지점까지

이로써 여러분은 초급자 메루치를 벗어났습니다! 지금까지 했던 맨몸 운동으로 5kg 늘리기와 헬스장에서 5kg 늘리기 프로그램은 전신운동이 었는데, 앞으로는 전신을 두 번에 나눠서 훈련을 하는 2분할운동을 시작 할 거예요. 그동안 우리에게 '몸짱'이란 건 남의 일로만 느껴졌지만, 여기 까지 도달했다면 목표가 멀리 있는 게 아니랍니다.

5

3단계: 분할운동으로 5kg 더 늘리기

대상 | 1, 2단계로 5~6kg 이상 체중을 증량한 메루치, 2단계를 3~4주 이상 지속한 메루치, 마른 몸을 벗어나 몸짱까지 바라보는 메루치, 3대 운동(벤치프레스, 스쿼트, 데드리프트)에 관심이 있는 메루치.

운동 기간 | 2~6개월까지(이후 계속 진행해도 좋을 만큼 완성도가 높은 프로그램입니다)

분할운동. 참 생소한 개념일 겁니다. 1단계 맨몸운동 프로그램과 2단계 헬스장 프로그램에는 이 분할운동이 필요없었습니다. 이제 이 장을 보고 계신 메루치들이라면 체중도 근력도 근육량도 어느 정도 늘어났기

에 분할이라는 개념을 적용해서 운동을 해야 할 때가 왔습니다. 네, 여러분들은 이제 꽤 성장한 거예요!

분할운동

분할운동이란 하루에 전신을 모두 운동하는 전신운동과 반대되는 개념으로, 전신의 다섯 부위 근육(가슴, 등, 하체, 어깨, 팔)을 몇 번에 나눠서 훈련하는 방법입니다. 두 번에 나눠서 하면 2분할운동, 세 번에 나눠서 하면 3분할운동이 되는 것이지요.

몇 분할로 할지의 기준은 두 가지입니다.

1. 운동 경력(또는 체력)
2. 일주일에 가능한 운동 일수

이 중 우선시되어야 하는 건 운동 경력입니다. 초심자라면 일주일 내내 운동을 할 수 있다고 하더라도 4분할이나 5분할을 전혀 소화하지 못합니다. 무분할로 하는 게 훨씬 더 효율적입니다.

아직 우리는 초보 단계의 메루치이기 때문에 4분할 이상 훈련법은 뒤로 미루고, 상체와 하체로 프로그램을 나눠서 훈련하는 2분할운동으로 시작할 겁니다. 운동을 꽤 오래한 일반인들도 2~3분할 정도면 보디빌더까진 아니더라도 충분히 조각 같은 몸을 만들 수 있습니다.

2분할운동은 오늘은 상체 훈련, 내일은 하체 훈련, 이렇게 전신을 두

번에 나눠서, 보통 월-화-목-금요일 주 4회로 훈련을 합니다.

월	화	수	목	금	토	일
상체 훈련	하체 훈련	휴식	상체 훈련	하체 훈련	휴식	휴식

운동자각도

　운동이 얼마나 힘들었는지 수치화해서 나타내는 것을 운동자각도, RPE(Relative Perceived Exertion)라고 합니다. 파워리프팅 코치 마이크 턱셔러의 RTS(Reactive Training System)에서 사용하고 있는 척도입니다. 일반적으로 1부터 10까지 쓰고 힘든 정도에 따라 수치가 올라가기에 숫자가 낮을수록 운동이 쉽고, 높을수록 운동이 힘들다는 걸 나타냅니다. RPE 10은 실패지점, 즉 더 이상 반복을 할 수 없는 강도, RPE 9는 1회 더 반복할 수 있을 정도, RPE 8은 2회 더 반복할 수 있을 정도, RPE 7은 3회 더 반복할

RPE: 운동 자각도

RPE 10: 실패지점

RPE 9: 겨우 하나 할 수 있겠다

RPE 8: 두 개는 더 할 수 있을 듯?

RPE 7: 세 개는 가뿐하게 더

RPE 6: 네 개 더? 워밍업 수준인데?

수 있을 정도라고 보시면 됩니다. 0.5 단위로도 사용합니다. 예를 들어 2개는 확실히 더 할 수 있겠는데, 3개는 애매하다면 RPE를 7.5라고 표기하면 됩니다. 1개는 확실히 하겠는데, 2개째가 확신이 안 선다면 8.5 이렇게 말이죠.

이런 RPE 시스템을 사용하는 이유가 뭘까요? 우리 메루치들이 근력 운동을 할 때 아주 유익한 개념이기 때문입니다.

첫째, 내 훈련의 운동 강도를 파악하고 조절할 수 있습니다. 예를 들어 벤치프레스의 평균 RPE가 6이었다면, 너무 쉬워서 운동 강도가 충분하지 못하다는 뜻이고, RPE 7~8 정도면 적당하다는 뜻입니다. 9가 넘어간다면 너무 힘듭니다. 이런 식으로 파악이 가능한 것이죠.

둘째, 훈련이 얼마나 힘들었는지 구체적인 숫자로 기록할 수 있기에, 이걸 참고하면 다음 프로그램을 좀 더 성공적으로 짤 수 있습니다. 지난번에 훈련했던 모든 운동이 RPE 9~10으로 기록되어 있다면, 오버트레이닝에 가까울 정도로 운동 강도가 너무 높았거나, 컨디션이 좋지 않았다는 뜻이니 다음 프로그램은 운동 강도를 조금만 올려서 체력을 안배하고, 만약 지난번 훈련의 RPE가 6~7 정도로 너무 쉬웠다면 근육량을 늘릴 정도로 자극이 충분치 않았기 때문에 다음 프로그램은 횟수나 중량을 꽤 높여서 프로그램을 짜는 것입니다.

표기 방법

각 운동 세트가 끝나자마자 체감되는 RPE를 바로 기록하세요. 그때 기록하는 게 가장 정확합니다.

주의사항

운동을 처음 시작하는 메루치들은 내가 이 세트를 끝내고 몇 개 정도가 여유가 있는지 감이 잘 안 잡히기에 RPE를 측정하기가 힘들 수 있습니다. 또는 RPE를 제법 사용해본 사람이라도 새로운 운동을 하거나, 새로운 중량으로 훈련을 하게 되면 혼란스러워질 수도 있습니다. 그럴 때는 그 운동을 실패지점까지 진행해보세요. 그리고 그 운동의 RPE 10이 어떤지 느껴보고 평가 기준을 세우는 것도 좋은 방법입니다.

적당한 RPE는 8~8.5

본 세트 평균 RPE가 6 이하면, 몸을 가볍게 풀어주는 워밍업 세트 정도의 강도라 너무 약하고, 평균 RPE가 9.5 이상이라면, 오버트레이닝이 될 수도 있는 강도입니다. 너무 약하지도 너무 무리하지도 않게 근육을 성장시킬 수 있는 적당한 운동 강도는 RPE 8~8.5입니다.

운동이름 (반복구간)	세트	중량(kg)	목표 횟수	성공 횟수	RPE
벤치프레스 **(8~12)**	워밍업 세트 1	18kg	12회		2
	워밍업 세트 2	36kg	12회		3
	본 세트 1	60kg	12회	12회	5
	본 세트 2	60kg	12회	12회	6
	본 세트 3	60kg	12회	12회	6.5

평균 RPE 5.8: 너무 강도가 낮음.

운동이름 (반복구간)	세트	중량(kg)	목표 횟수	성공 횟수	RPE
벤치프레스 (8~12)	워밍업 세트 1	18kg	12회		4
	워밍업 세트 2	36kg	12회		5
	본 세트 1	60kg	12회	12회	9.5
	본 세트 2	60kg	12회	12회	10
	본 세트 3	60kg	12회	12회	10

평균 RPE 9.8: 너무 강도가 높음.

운동이름 (반복구간)	세트	중량(kg)	목표 횟수	성공 횟수	RPE
벤치프레스 (8~12)	워밍업 세트 1	18kg	12회		4
	워밍업 세트 2	36kg	12회		5
	본 세트 1	60kg	12회	12회	7
	본 세트 2	60kg	12회	12회	8
	본 세트 3	60kg	12회	12회	9

평균RPE 8: 적당한 운동 강도.

메인 운동과 보조 운동

분할운동부터는 메인 운동과 보조 운동이라는 개념이 추가가 돼요. 1단계 맨몸운동 프로그램, 2단계 헬스장 프로그램에서는 부위별 운동의 가짓수가 2개씩으로 비교적 적게 구성되어 각 운동이 메인 운동과 보조 운동을 겸하는 역할을 했는데, 3단계에서는 부위별로 운동이 3개 이상 들어가고 같은 부위 운동이라도 순서와 종류에 따라 역할과 목적이 달라집니다.

헬스장에서 5kg 늘리기	
벤치프레스	메인 운동 겸 보조 운동
푸시업	메인 운동 겸 보조 운동

분할운동으로 5kg 더 늘리기	
벤치프레스	메인 운동
덤벨프레스	보조 운동
케이블크로스오버	마무리 운동

메인 운동

각 부위의 첫번째 운동이자 근육 성장과 살을 찌우는 데 가장 큰 역할을 하는 운동입니다. 메인 운동은 대개 관절을 2개 이상 쓰는 다중관절운동이면서도, 바벨이나 덤벨만 갖고 자유로운 동선을 만드는 '프리 웨이트'입니다. 가장 집중력이 많이 필요하고, 체력 소진이 큰 운동이지만, 이 메인 운동에서 강도가 잘 늘어난다면, 이후 보조 운동들은 정말 쉽게 횟수와 중량을 높일 수 있습니다.

메인 운동의 반복구간은 6~10 또는 4~8 정도로 낮게 설정하여, 고중량 저반복으로 훈련합니다. 근육량 증진뿐만 아니라 스트렝스strength에도 초점을 두고 훈련을 합니다. 스트렝스란 순수한 힘으로, 역도나 파워리프팅 선수들이 중점으로 다루는 개념인데요. 제한된 근육을 갖고 최대한의 힘을 낼 수 있는 근신경계 훈련이 주를 이룹니다. 근육량을 늘리기도 바쁜 메루치가 왜 스트렝스를 늘리냐고요? 여러분들의 힘이 세져야 '점진적 과부하'를 좀 더 쉽게 할 수 있기 때문이죠(다음 6장에서 자세히 설명하겠습니다). 다시 말해, 메인 운동에서 반복 횟수를 4~8, 6~10처럼 고중량 저반복으로 하는 이유는 각 부위의 운동을 대표하는 메인 운동으로 힘을 빠르게 늘려서, 보조 운동을 포함한 모든 운동의 점진적 과부하를 잘할 수 있게 만들어 근육량을 효율적으로 늘리고자 하는 것입니다.

부위	메인 운동(프리 웨이트)	권장하는 반복구간
가슴	벤치프레스, 덤벨(벤치)프레스	4~8 또는 6~10
등	바벨로우, 덤벨로우	
하체	스쿼트, 데드리프트	
어깨	밀리터리프레스, 덤벨숄더프레스	

보조 운동

메인 운동 이후 운동들을 보조 운동이라고 합니다. 메인 운동인 '프리 웨이트'가 폭발적으로 근육의 힘을 쓰기 위해 높은 집중력과 체력을 필요로 하는 데 비해 보조 운동은 주로 '기구'를 활용하면서 운동을 하기에 비교적 쉽고 피로도 덜합니다. 그래서 체력이 가장 좋은 운동 초반엔 메인 운동으로 근육을 폭발적으로 활용하고, 체력과 집중력이 약간 떨어진 메인 운동 이후에는 기구로 보조 운동을 해주는 게 효율적입니다.

가장 근육량을 높이기 좋은 반복구간인 8~12회로 운동을 진행합니다. 점진적 과부하를 위한 적당한 힘은 메인 운동으로 늘리고 보조 운동부터는 근육 크기를 늘리는 반복 횟수에 좀 더 집중하는 것이죠.

부위	보조 운동 (기구 운동 중 다중관절운동)	권장하는 반복구간
가슴	스미스머신벤치프레스, 체스트프레스	
등	스트레이트암풀다운, 랫풀다운, 케이블로우	6~10 또는 8~12
하체	레그프레스, 핵스쿼트	
어깨	머신숄더프레스, 스미스머신숄더프레스	

* 랫풀다운과 케이블로우는 다중관절운동이나 마무리 운동으로도 활용 가능.

마무리 운동

각 부위의 마지막 운동을 마무리 운동이라고 합니다. 체력과 집중력이 떨어지는 타이밍이기에 가장 쉽게 집중할 수 있는 운동을 이때 배치해야 합니다. 기구 운동 중에 관절을 하나밖에 쓰지 않는 단일관절운동이 바로 그것입니다. 관절을 적게 쓸수록 쓰이는 근육도 적어지기에 주동근에 좀 더 집중할 수 있습니다. 마무리 운동은 10~15회, 12~20회처럼 저중량 고반복으로 훈련을 하는데, 이는 단일관절운동이기에 고중량 저반복으로 운동을 하면 관절 하나에 모든 중량이 실려 부담스러울 수 있기 때문이고, 마무리 운동을 할 시점이면 체력적으로 많이 지쳤기 때문입니다.

부위	마무리 운동(단일관절운동)	권장하는 반복구간
가슴	덤벨플라이, 버터플라이, 펙덱플라이, 케이블크로스오버	
등	스트레이트암풀다운, 랫풀다운, 케이블로우	10~15 또는 12~20
하체	레그익스텐션, 레그컬	
어깨	래터럴레이즈, 프론트레이즈, 벤트오버래터럴레이즈	

<u>운동 방법</u>

이 루틴은 기본적으로 상체와 하체로 나눠서 훈련을 하는 2분할운동입니다.

· 상체: 가슴, 등, 팔
· 하체: 하체(허벅지 앞, 뒤, 엉덩이), 어깨(하체 운동과 같이 합니다)

3단계 분할운동으로 5kg 더 늘리기 프로그램도 1단계나 2단계 프로그램과 마찬가지로 테스팅 데이의 데이터를 바탕으로 본격적인 프로그램이 시작됩니다.

운동 순서

· 부위별 첫번째 운동이 메인 운동이고, 마지막 운동이 마무리 운동입니다. 적혀 있는 대로 순차적으로 진행해야 합니다.
· 괄호 안은 비슷한 효과를 내는 운동으로 비교적 쉬운 편입니다. 대체하거나 병행해도 돼요.

상체
· 가슴: 벤치프레스 → 덤벨프레스(체스트프레스) → 덤벨플라이(펙덱플라이 또는 케이블크로스오버)
· 등: 바벨로우(투암덤벨로우) → 풀업(랫풀다운) → 케이블로우
· 팔: 라잉트라이셉스익스텐션(푸시다운) → 바벨컬(덤벨컬 또는 머신컬)

165

하체

· 하체: 스쿼트 → 루마니안데드리프트(스미스머신런지) → 레그익스텐션 → 레그컬

· 어깨: 덤벨숄더프레스(밀리터리프레스) → 래터럴레이즈 → 벤트오버래터럴레이즈

진행

· 대근육 운동을 먼저, 소근육 운동은 그다음에 진행합니다(가슴 또는 등 → 팔, 하체 → 어깨).

· 기본적으로 각 운동의 마지막 세트는 RPE 9까지 진행합니다. 즉, 딱 1개 여유 있을 때까지 진행하는 것입니다.

· 부위별 마지막 운동은

가슴: 덤벨플라이

등: 케이블로우

하체: 레그익스텐션, 컬

팔: 라잉트라이셉스익스텐션, 바벨컬

이고, 이 운동들은 마지막 세트에 실패지점까지 진행합니다.

· 모든 세트는 정확한 자세가 우선시되어야 합니다. 맨몸운동과 다르게 바벨과 덤벨을 들고 진행하기에 각별히 주의해야 합니다.

세트 구성

한 운동의 세트는 워밍업 세트 2개, 본 세트 3개로 구성되어 있습니다.

세트 구성 예시

운동이름 (반복구간)	세트	중량(kg)	목표 횟수
벤치프레스 (6~10)	워밍업 세트 1	18kg	8회
	워밍업 세트 2	36kg	8회
	본 세트 1	60kg	8회
	본 세트 2	60kg	8회
	본 세트 3	60kg	8회
덤벨프레스 (8~12)	워밍업 세트 1	6kg	10회
	워밍업 세트 2	12kg	10회
	본 세트 1	20kg	10회
	본 세트 2	20kg	10회
	본 세트 3	20kg	10회
덤벨플라이 (10~15)	워밍업 세트 1	2.4kg	12회
	워밍업 세트 2	4.8kg	12회
	본 세트 1	8kg	12회
	본 세트 2	8kg	12회
	본 세트 3	8kg	12회

휴식 시간

· 세트 간 휴식 시간: 1분(호흡이 많이 가빠지는 하체 운동이라면 2~3분)

· 운동 간 휴식 시간: 2~3분

운동 빈도

· 일주일에 4회 훈련을 해주세요. 월-화-목-금요일을 추천합니다.

월	화	수	목	금	토	일
상체 훈련	하체 훈련	휴식	상체 훈련	하체 훈련	휴식	휴식

· 휴식도 훈련의 일부분입니다. 이 프로그램은 맨몸운동 프로그램이나 헬스장 5kg 프로그램보다 한 번에 운동하는 양이 많기 때문에 부위별로 이틀씩은 휴식을 취해야 합니다.

테스팅 데이

헬스장 프로그램과 마찬가지로 이번 테스팅 데이에 주된 목적은 자세 연습과 훈련에 적합한 중량을 찾는 것입니다. 차이점이 있다면, 헬스장 프로그램 테스팅 데이에선 모든 운동을 15회 반복할 수 있는 중량을 찾았지만, 분할운동 프로그램에선 각 운동별로 찾아야 하는 횟수가 다릅니다.

· 충분히 자세 연습을 한 다음에 운동별로 제시하는 횟수에 적합한 중량을 찾아보세요.

벤치프레스, 스쿼트, 바벨로우, 덤벨숄더프레스: 12회

덤벨프레스, 루마니안데드리프트, 힙스러스트, 랫풀다운, 케이블로우, 라잉트라이셉스익스텐션, 바벨컬: 15회

덤벨플라이, 레그익스텐션/컬, 래터럴레이즈, 벤트오버래터럴레이즈: 20회

· 횟수에 해당하는 중량을 찾을 땐, 정말 정확한 자세와 속도로 운동을 해야 하고 해당되는 횟수를 하고도 2~3회 정도 약간 여유가 있는 중량이

어야 합니다. 예를 들어, 벤치프레스를 12회를 하니 거의 실패하는 중량이 45kg고 12회를 하고도 2~3회 여유가 남는 중량이 40kg라면 40kg라고 적어둡니다.

· 테스트는 최소 이틀에 나눠서 해야 합니다. 하루 만에 모든 운동을 다 하는 게 아니라 첫날에 상체를 테스트했다면 하체는 둘째날에 하는 것이죠.

· 만약 자세 연습 및 테스트가 길어진다면, 아래처럼 4일에 나눠서 진행해보세요.

첫째날: 벤치프레스, 덤벨프레스, 덤벨플라이, 라잉트라이셉스익스텐션

둘째날: 바벨로우, 랫풀다운, 케이블로우, 바벨컬

셋째날: 바벨스쿼트, 루마니안데드리프트, 힙스러스트, 레그익스텐션, 레그컬

넷째날: 덤벨숄더프레스, 래터럴레이즈, 벤트오버래터럴레이즈

· 루마니안데드리프트는 유연성이 꽤나 요구가 되는 운동이라 단기간에 자세를 잡기 힘들 수 있습니다. 이런 경우엔 스미스머신을 활용한 스미스머신런지로 대체해보세요.

· 힙스러스트는 선택사항입니다. 엉덩이 근육에 집중하고 싶으시다면 추가하세요.

· 덤벨숄더프레스는 밀리터리프레스로 대체 가능합니다.

· 엑셀 프로그램의 다섯번째 시트(분할운동 테스트 프로그램)에 여러분의 테스트 결과를 기입할 수 있도록 되어 있습니다. 이 값을 모두 입력하면 적합한 운동 프로그램이 '분할운동으로 5kg 더 늘리기' 시트에 자동으로 만들어집니다.

본격적인 프로그램

· 반복구간은 다음과 같습니다.

메인 운동(벤치프레스, 바벨로우, 스쿼트, 밀리터리프레스): 6~10

보조 운동(덤벨프레스, 랫풀다운, 루마니안데드리프트, 런지, 덤벨숄더

프레스): 8~12

마무리 운동(덤벨플라이, 케이블로우, 래터럴레이즈): 10~15

· 훈련 횟수별로 운동의 목적이 달라집니다. 선수처럼 힘이 세지는 데 집중하고 싶으면 반복구간을 전체적으로 낮추고, 크로스피터처럼 근지구력을 강화하고 싶다면 반복구간을 전체적으로 높이세요.

· 테스트 프로그램 시트에 모든 값을 입력했다면, '헬스장에서 5kg 늘리기' 상체, 하체 시트에 각각 자동으로 프로그램이 만들어졌을 겁니다. 운동한 값을 표에 입력을 하면 새로운 프로그램이 자동으로 아래의 다음 표에 만들어집니다.

· 분할운동부터는 엑셀 프로그램에 '단위 중량'이라는 항목이 추가됐습니다. 단위 중량은 운동 강도를 올리는 최소 단위(kg)를 뜻하는 것으로, 만약 랫풀다운을 2kg씩 올리고 싶다면 랫풀다운 단위 중량을 2로 입력하고, 벤치프레스를 5kg씩 올리고 싶다면 벤치프레스 단위 중량을 5로 입력을 하면 됩니다. 그러나 헬스장마다 랫풀다운 기구의 블록이 2kg 또는 5kg로 다를 수 있습니다. 그러니 상황에 맞게 단위 중량을 결정하세요.

분할운동으로 5kg 더 늘리기 프로그램 예시

운동한 날짜	6월 1일	분할운동(상체)						
운동 이름 (반복구간)	세트	중량	목표 횟수	성공 횟수	평균 횟수	RPE		기타
벤치프레스	워밍업 1	0kg	10회				단위 중량	특이사항 기록
	워밍업 2	0kg	10회					
	1	0kg	10회		0.0			
반복구간 6~10	2	0kg	10회				5.0	
	3	0kg	10회					RPE 9까지 진행
덤벨프레스 (체스트프레스)	워밍업 1	0kg	12회				단위 중량	스미스머신 벤치프레스나 체스트프레스로 대체하셔도 됩니다.
	워밍업 2	0kg	12회					
	1	0kg	12회		0.0			
반복구간 8~12	2	0kg	12회				5.0	
	3	0kg	12회					RPE 9까지 진행
덤벨플라이 (케이블 크로스오버)	워밍업 1	0kg	15회				단위 중량	특이사항 기록
	워밍업 2	0kg	15회					
	1	0kg	15회		0.0			
반복구간 10~15	2	0kg	15회				5.0	
	3	0kg	15회					실패지점까지 진행
바벨로우 (원암덤벨로우)	워밍업 1	0kg	3회				단위 중량	특이사항 기록
	워밍업 2	0kg	8회					
	1	0kg	10회		0.0			
반복구간 6~10	2	0kg	10회				5.0	
	3	0kg	10회					RPE 9까지 진행
랫풀다운 (풀업)	워밍업 1	0kg	12회				단위 중량	풀업은 최소를 0, 최대를 100으로 설정하고 진행하세요
	워밍업 2	0kg	12회					
	1	0kg	12회		0.0			
반복구간 8~12	2	0kg	12회				5.0	
	3	0kg	12회					RPE 9까지 진행

케이블로우	워밍업 1	0kg	12회				단위 중량	특이사항 기록
	워밍업 2	0kg	12회					
	1	0kg	12회		0.0			
반복구간 8~12	2	30kg	12회				5.0	
	3	30kg	12회				실패지점까지 진행	
바벨컬 (덤벨컬)	워밍업 1	0kg	15회				단위 중량	특이사항 기록
	워밍업 2	0kg	15회					
	1	0kg	15회		0.0			
반복구간 10~15	2	30kg	15회				5.0	
	3	30kg	15회				실패지점까지 진행	
라잉트라이셉스 익스텐션 (케이블 푸시다운)	워밍업 1	0kg	15회				단위 중량	특이사항 기록
	워밍업 2	0kg	15회					
	1	0kg	15회		0.0			
반복구간 10~15	2	0kg	15회				5.0	
	3	0kg	15회				RPE 9까지 진행	

운동한 날짜	6월 2일	분할운동(하체)						
운동이름 (반복구간)	세트	중량	목표 횟수	성공 횟수	평균 횟수	RPE		기타
바벨스쿼트	워밍업 1	0kg	10회				단위 중량	특이사항 기록
	워밍업 2	0kg	10회					
	1	0kg	10회		0.0			
반복구간 6~10	2	0kg	10회				5.0	
	3	0kg	10회				RPE 9까지 진행	
루마니안 데드리프트 (스미스머신런지)	워밍업 1	0kg	12회				단위 중량	루마니안데드리프트 자세가 안 나온다면, 스미스머신런지나 레그프레스로 대체해주세요.
	워밍업 2	0kg	12회					
	1	0kg	12회		0.0			
반복구간 8~12	2	0kg	12회				5.0	
	3	0kg	12회				RPE 9까지 진행	

힙스러스트 (선택)	워밍업 1	0kg	12회		0.0		단위 중량	힙스러스트는 선택사항입니다. 힙업을 위해서는 꼭 하시길 바랍니다.
	워밍업 2	0kg	12회					
	1	0kg	12회				5.0	
반복구간 8~12	2	0kg	12회					
	3	0kg	12회				RPE 9까지 진행	
레그익스텐션	워밍업 1	0kg	4.5회		0.0		단위 중량	특이사항 기록
	워밍업 2	0kg	12회					
	1	0kg	15회				5.0	
반복구간 10~15	2	0kg	15회					
	3	0kg	15회				실패지점까지 진행	
레그컬	워밍업 1	0kg	15회		0.0		단위 중량	특이사항 기록
	워밍업 2	0kg	15회					
	1	0kg	15회				5.0	
반복구간 10~15	2	0kg	15회					
	3	0kg	15회				실패지점까지 진행	
덤벨숄더프레스 (밀리터리 프레스)	워밍업 1	0kg	10회		0.0		단위 중량	특이사항 기록
	워밍업 2	0kg	10회					
	1	0kg	10회				2.0	
반복구간 6~10	2	30kg	10회					
	3	30kg	10회				RPE 9까지 진행	
래터럴레이즈	워밍업 1	0kg	20회		0.0		단위 중량	특이사항 기록
	워밍업 2	0kg	20회					
	1	0kg	20회				1.0	
반복구간 12~20	2	30kg	20회					
	3	30kg	20회				실패지점까지 진행	
벤트오버 래터럴레이즈	워밍업 1	0kg	20회		0.0		단위 중량	특이사항 기록
	워밍업 2	0kg	20회					
	1	0kg	20회				1.0	
반복구간 12~20	2	0kg	20회					
	3	0kg	20회				RPE 9까지 진행	

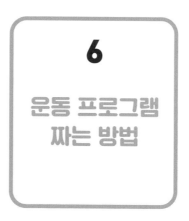

6

운동 프로그램 짜는 방법

이 장에서는 '분할운동으로 5kg 더 늘리기' 다음 단계로 넘어가는 메루치들이 운동 프로그램을 각자에 맞게 짜는 구체적인 방법에 대해서 다룰 것입니다. 물론 맨몸운동 프로그램이나 헬스장 프로그램을 하고 있는 메루치라도 이 장을 읽어보시길 권합니다. 어떻게 운동 강도를 올리고 얼마나 휴식을 취해야 되며, 현 상태에서 어떤 분할운동을 택해야 근육 성장에 좋은지 알게 되면 현재 하고 있는 프로그램에 대한 이해도가 한층 올라갈 겁니다.

근성장의 절대적인 법칙: 점진적 과부하

점진적 과부하란 천천히 그리고 조금씩 부하를 늘려가는 것을 뜻하는 것으로 이 세상에 존재하는 모든 운동 프로그램들이 점진적 과부하라는 개념에 초점이 맞춰져 있습니다. 근육이 하는 역할은 참 단순하게도 관절을 움직이면서 동작을 만들어내는 것이기에, 이전보다 좀 더 무겁게 들고 더 많이 반복하면 근육은 필요성을 느끼고 성장을 하게 됩니다. 즉, 부하를 가했을 때 근육은 성장하는 것이죠.

하지만 이 부하가 과하게 가해진다면(너무 높은 강도), 근육은 버티지 못하고 성장을 못하게 됩니다. 우리 근육은 가장 만만한 강도(적당한 강도)로 조금씩 부하를 올렸을 때, 버티고 성장하게 됩니다.

좋은 운동 프로그램의 키포인트는 바로 이것입니다. 나한테 적합하게, 너무 낮지도 너무 강하지도 않게 '적당한 강도'로 부하를 늘릴 수 있도록 하는 것. 우리는 이 장에서 점진적 과부하를 적당한 강도로 늘릴 수 있도록 도와주는 요소들을 배우면서 운동 프로그램을 만들어볼 것입니다.

분할수 정하기

분할운동으로 5kg 더 늘리기 프로그램까지 했다면 체중도 근력도 꽤나 늘어났을 겁니다. 이제부터는 다양한 분할 방법으로 여러분들의 근육을 더 빠르고 효율적으로 성장시켜보도록 하겠습니다. 단, 본격적으로 분할 방법을 배우기 전에 알고 있어야 하는 몇 가지 요인들이 있습니다.

일주일에 몇 번 운동에 투자할 수 있는지: 빈도

일주일에 투자할 수 있는 운동 빈도 수에 따라 분할법은 달라집니다. 2분할운동 방법은 일주일에 최소 4회 운동을, 3분할 이상의 운동은 최소 6회 이상 운동을 해야 효율적입니다. 다음의 표에 분할법에 따라 요구되는 주당 운동 빈도 수를 정리했습니다. 여기서 말하는 빈도 수란 각 분할법당 최소 빈도 수를 말하는 것으로, 특정 분할운동을 하는데 이 빈도 수보다 적어지면 그 분할운동을 하는 게 의미가 없어집니다. 만약 3분할 운동을 하려는 사람이 일주일에 4~5번밖에 못한다면, 2분할운동으로 주 4회 하는 것보다 비효율적이 되는 것이죠. 그래서 내가 운동을 일주일에 몇 번 정도 확실하게 할 수 있는지 생각을 하고 분할 수를 정해야 합니다.

운동 경력: 집중력과 체력

내가 얼마나 많은 세트 수를 소화할 수 있느냐에 따라 분할법을 정할 수 있습니다. 2분할보다 3분할이, 3분할보다 4분할이 더 많은 세트 수와 체력을 요구합니다. 이 체력은 운동 경력이 쌓여야 높아질 수 있기 때문에 초보자들은 비교적 적은 분할법을, 경력자는 좀 더 높은 분할법을 할 수 있게 됩니다. 그래서 무분할운동이 초보자들에게 적합합니다. 무분할운동법은 한 부위에 6세트 정도만 소화할 수 있는 체력만 있으면 되기에 초보자들도 어렵지 않게 할 수 있죠.

그런데 무분할 전신운동 프로그램을 겨우 할 줄 아는 사람이 한 부위에 25세트 이상 훈련을 해야 하는 4~5분할운동을 하게 된다면 어떻게 될까요? 사실상 6세트 정도까지만 운동이 되고, 그 이후의 19세트는 억지로 밀고 당기고 하는, 운동이 아닌 노동이 되는 것입니다. 이미 내 체력 수준을 훨씬 넘어간 범위니까요. 오히려 너무 많은 운동량으로 오버트레이닝이 될 가능성이 높죠. 내가 가슴 운동을 12세트 정도 해보니까 더 이상 집중이 잘 안 되고 체력이 부족하다면, 아직까진 2분할운동이 나한테 적합한 것이고, 20세트 이상을 했음에도 체력이 남는다면 3분할 이상으로 운동을 하는 게 더 좋은 프로그램이 될 것입니다. 이 체력과 집중력은 운동을 하면 할수록 높아지니 사실상 운동 경력에 비례한다고 봐야겠지요.

분할 수	운동 빈도(일주일)	집중*할 수 있는 세트 수
무분할(전신운동)	3회	6세트
2분할(상체/하체)	4회	9~12세트
3분할(밀기/당기기/하체)	6회	12~15세트
4~5분할(가슴/등/하체/어깨/팔)	6~7회	15~25세트 이상

* 한 번 운동을 할 때 특정 부위(가슴/등/하체) 하나를 몇 세트까지 집중하여 훈련을 할 수 있는지를 나타내는 체력(워밍업 세트 제외, 본 세트만 포함). 예를 들어 집중할 수 있는 세트 수가 12세트라고 한다면, 가슴 운동을 12세트 이상 진행할 때 목표 근육(주동근)에 집중도가 크게 떨어지고 보조근에 주로 힘이 들어가게 되는 것을 뜻한다.

분할운동법 스케줄 예시

다음 표는 각 분할별 가장 대중적인 예시입니다. 경우에 따라 변형하여 사용 가능합니다.

4~5분할운동은 주로 중급자, 고급자가 선호하는데, 전신의 다섯 부위 근육들을 하루에 하나씩 운동을 하고 일주일에 6일 이상 훈련을 합니다. 요일마다 훈련하는 부위가 고정되어 있는 게 아니라, 정해놓은 훈련 순서의 한 사이클을 만들어 요일 상관없이 훈련을 진행합니다.

무분할운동						
월	화	수	목	금	토	일
전신 훈련	휴식	전신 훈련	휴식	전신 훈련	휴식	휴식

2분할운동						
월	화	수	목	금	토	일
상체 훈련	하체 훈련	휴식	상체 훈련	하체 훈련	휴식	휴식

3분할운동: 상체(가슴, 등) 집중						
월	화	수	목	금	토	일
밀기 훈련 (가슴/삼두)	하체/어깨 훈련	당기기 훈련 (등/이두)	밀기 훈련 (가슴/삼두)	하체/어깨 훈련	당기기 훈련 (등/이두)	휴식

3분할운동: 하체 집중						
월	화	수	목	금	토	일
밀기 훈련 (가슴/삼두/전면삼각근)	당기기 훈련 (등/이두/측면·후면 삼각근)	하체 훈련	밀기 훈련 (가슴/삼두/전면삼각근)	당기기 훈련 (등/이두/측면·후면 삼각근)	하체 훈련	휴식

4분할운동						
월	화	수	목	금	토	일
가슴 훈련	등 훈련	팔/어깨 훈련	하체 훈련	가슴 훈련	등 훈련	휴식 및 약점 트레이닝

5분할운동						
월	화	수	목	금	토	일
가슴 훈련	등 훈련	팔 훈련	어깨 훈련	하체 훈련	가슴 훈련	휴식 및 약점 트레이닝

운동 가짓수 정하기

몇 분할을 할지 정했다면, 몇 가지 운동을 할지도 정해야 합니다. 이건 꽤나 간단하게 구할 수 있는데요. 다음 표를 따라 참고하여 정하면 됩니다. 운동마다 3세트를 훈련한다는 기준으로 만들었습니다. 하체 운동이 많은 것은 하체가 엉덩이(둔근), 허벅지 앞(대퇴사두근), 허벅지 뒤(햄스트링), 허벅지 안(내전근) 등 많은 근육들의 복합체이기에 가슴이나 등 근육보다 더 많은 운동을 소화해낼 수 있기 때문입니다. 그에 비해 팔과 어깨 운동이 적은 이유는 가슴, 등, 하체에 비해서 크기가 작은 소근육 운동이어서입니다. 소근육 운동은 대근육 운동을 끝내고 마무리에 진행을 하는데, 소근육들은 대근육 운동을 할 때 보조근으로 계속 사용됩니다. 이미 대근육 운동을 하는 동시에 계속 쓰이고 있는 것이죠. 그래서 많은 가짓수를 할 수가 없는 것입니다.

	무분할(전신운동)	2분할(상체/하체)	3분할(밀기/ 당기기/하체)	4~5분할(가슴/등/ 팔/어깨/하체)
상체 운동	1~2가지	3~4가지	4~5가지	5~6가지 이상
하체 운동	1~2가지	3~5가지	4~6가지	5~7가지 이상
어깨 운동	0~1가지	2~3가지	3~4가지	4~5가지 이상
팔 운동	0~1가지	1~2가지	2~3가지	4~5가지 이상

운동 순서 정하기

분할 수와 운동 가짓수를 정했다면, 이제 본격적으로 운동의 순서를 구성해야 합니다. 기본적인 원칙은 어려운 운동부터 시작해서 쉬운 운동으로 넘어가는 겁니다.

다중관절운동 → 단일관절운동

스쿼트와 레그익스텐션은 같은 하체 운동이지만 '힘들다'라는 관점에서 보면 아주 다른 운동이지요. 이 운동들을 해봤다면, 당연히 스쿼트가 더 힘들고 집중력이 더 필요한 운동이란 걸 알 겁니다. 레그익스텐션은 앉아서 다리를 고정하고 머신이 정해놓은 범위와 동선대로 차기만 하면 끝인 반면, 스쿼트는 앉았다가 일어나는 동작에서 무릎관절, 발목관절, 고관절, 척추의 중립, 무게중심선 등등 정말 많은 요인들에 대해 신경을 쓰면서 해야 합니다(5부 '본격적인 운동 방법'을 참조하세요).

스쿼트 같은 운동은 대개 관절은 2개 이상 쓰기 때문에 다중관절운동,

레그익스텐션 같은 운동은 보통 관절 1개만 쓰기 때문에 단일관절운동으로 분류를 합니다. 다중관절운동은 여러 관절을 사용하기에 무거운 부하도 안정적으로 밀거나 당길 수 있습니다. 하지만 여러 관절을 통제해야 하기에 더 많은 집중력과 체력이 소진될 수밖에 없죠. 단일관절운동은 딱 하나의 관절밖에 사용하지 않기 때문에, 무거운 무게의 운동을 하기엔 관절에 부담이 될 수 있으나, 동작 자체가 단순해서 집중력이 크게 필요하지 않고, 체력도 덜 소모됩니다.

	다중관절운동	단일관절운동
고중량 안정성	높음	낮음
근성장	높음	보통
집중력 소모	높음	낮음
체력 소모	높음	낮음

운동을 시작할 때부터 종료할 때까지 체력과 집중력은 떨어질 수밖에 없습니다. 그렇기에 집중력과 체력이 가장 충만할 때는 스쿼트, 벤치프레스, 데드리프트처럼 힘이 많이 드는 다중관절운동을 합니다. 그리고 나서 체력이 떨어지고 집중력이 분산되면 레그익스텐션, 케이블크로스오버, 덤벨플라이 같은 단일관절운동을 하는 게 효율적이죠.

프리 웨이트 → 머신 운동

운동하는 '수단'에 따라서도 종류가 나뉩니다. 바벨과 덤벨만으로 운동하는 걸 '프리 웨이트', 기구를 이용하는 걸 '머신 운동'이라고 해요.

프리 웨이트는 자유롭게 궤적과 동선을 그리면서 하는 운동이기에 집중력과 체력 소모가 크지만, 숙련되기만 하면 본인에게 가장 적합하게 맞춰서 운동할 수 있어서 근육 성장에 큰 역할을 합니다. 머신 운동은 궤적과 동선이 짜여 있어 초보자들도 쉽게 할 수 있고, 집중력과 체력 소모가 프리 웨이트에 비해 비교적 적어서 프리 웨이트 후 지친 상황에서도 효율적으로 운동할 수 있습니다. 하지만 기구들의 동선이 모든 사람한테 100% 맞을 수 없으니 프리 웨이트에 비해선 효과가 2% 부족한 운동이죠.

	프리 웨이트	머신 운동
난이도	높음	낮음
근성장	높음	보통
집중력 소모	높음	낮음
체력 소모	높음	낮음

체력과 집중력이 충만한 운동 초반에는 프리 웨이트, 그 이후엔 머신 운동으로 구성하면 체력을 안배하면서 운동을 할 수 있어요.

대근육 → 소근육

대근육은 가슴, 등, 하체 등이 있고, 소근육 어깨, 팔 등이 있지요. 체력이나 집중력이 많이 필요한 가슴 같은 대근육 운동은 초반에 배치하는 게 좋습니다.

앞에 언급한 사항들을 종합하자면, 전체적인 틀은 프리 웨이트 → 머신 운동 순으로 진행하되, 이런 순서로 구성하는 게 가장 효율적입니다.

부위 간 순서: 대근육 → 소근육

부위 내 순서: 프리 웨이트(다중관절운동) → 머신 운동(다중관절운동)

→ 단일관절운동(머신 운동 위주)

부위별로 대표적인 프리 웨이트, 머신 운동, 단일관절운동을 표로 정리했습니다. 팔 운동은 모두 관절을 하나밖에 쓰지 않는 단일관절운동이라 표에 넣지 않았습니다. 이 표를 참고하여 운동 순서를 구성해보세요.

부위	프리 웨이트	머신 운동	단일관절운동
가슴	벤치프레스, 덤벨(체스트)프레스	스미스머신벤치프레스, 체스트프레스	덤벨플라이, 버터플라이, 펙덱플라이, 케이블크로스오버
등	바벨로우, 덤벨로우	랫풀다운, 케이블로우	스트레이트암풀다운
하체	스쿼트, 데드리프트	레그프레스, 핵스쿼트	레그익스텐션, 레그컬
어깨	밀리터리프레스, 덤벨숄더프레스	머신숄더프레스, 스미스머신숄더프레스	래터럴레이즈, 프론트레이즈, 벤트오버래터럴레이즈

반복구간 정하기

운동 순서와 종류를 정했다면 각 운동별로 반복구간을 정합니다.

근육량을 늘리려는 메루치들은 다음 표에서 벌크업 반복구간을 활용하시면 됩니다. 메인 운동은 점진적 과부하를 효율적으로 하기 위해 반복구간을 약간 적게 4~8이나 6~10으로, 보조 운동은 적당하게 6~10이나 8~12로, 집중력과 체력이 많이 떨어지는 마무리 운동은 반복구간을 높여서 10~15나 12~20으로 설정합니다.

팔 운동의 경우엔 6~10 또는 8~12 정도로 하되, 한 부위에 두 가지 이상을 한다면 첫번째 운동은 비교적 반복구간이 적게, 두번째 운동은 비교적 많게 하는 걸 권장합니다.

	벌크업	근력 증가	근지구력 증가
메인 운동	4~8 또는 6~10	2~6	8~12
보조 운동	6~10 또는 8~12	4~8	10~15
마무리 운동	10~15 또는 12~20	10~15	15~20

프로그램 짜보기

내 운동 경력과 일주일에 몇 번 운동을 할 수 있는지를 따져서 몇 분할로 운동을 할지, 내 체력에 따라 몇 가지 운동을 할지, 운동 종류와 순서를 어떻게 할지 정했다면 이제 프로그램을 정리해보도록 할게요. 다음의 예

시를 참고하여 부록에 있는 '프로그램 짜보기' 표를 작성해보세요

확실히 운동할 수 있는 빈도 (일주일 기준)		4일
분할 수		2분할
부위당 운동 개수		상체 4개, 하체 4개, 어깨 3개, 팔 1개
부위별 운동 종류, 순서, 반복구간	상체	**가슴**: 벤치프레스(6~10) → 체스트프레스(8~12) → 덤벨플라이(10~15) **등**: 바벨로우(6~10) → 랫풀다운(8~12) → 케이블로우(8~12)
	하체	스쿼트(6~10) → 데드리프트(8~12) → 레그익스텐션(10~15) → 레그컬(10~15)
	어깨	덤벨숄더프레스(6~10) → 래터럴레이즈(10~15) → 벤트오버래터럴레이즈(10~15)
	팔	덤벨컬(8~12) → 라잉트라이셉스익스텐션(8~12)

엑셀 프로그램 활용하기

짜인 프로그램을 엑셀 프로그램의 '운동 프로그램 만들기'에 입력을 하여 사용하면 됩니다. 시트는 1개로 되어 있으며 정한 분할법만큼 시트를 복사하여 사용하시면 됩니다.

만약 3분할로 정했다면, 시트를 3개로 복사하여

1시트는 밀기,

2시트는 당기기,

3시트는 하체,

이렇게 3개 개별 프로그램으로 활용하세요.

훈련한 중량과 횟수를 모두 입력하게 되면 새 프로그램이 자동으로 만들어지게 됩니다. 시트에 표가 2개만 나와 있는데, 이는 여러분이 자유롭게 무한대로 활용할 수 있도록 공란을 만든 것입니다.

각자 만든 프로그램으로 건강한 근육 증량을 위해 앞으로도 계속 열심히 운동하시길 바랍니다!

5부

본격적인 운동 방법

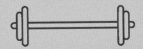

운동 이름 옆의 숫자는 그 운동이 활용되는 단계를 뜻합니다.

①은 1단계: 맨몸으로 5kg 늘리기,

②는 2단계: 헬스장에서 5kg 늘리기,

③은 3단계: 분할운동으로 5kg 더 늘리기.

푸시업push-up ① ②

맨몸만으로 메루치들의 탄탄한 상체를 만들어줄 최고의 밀기 운동.

운동 부위

주동근: 가슴 근육(대흉근)

보조근: 뒤쪽 팔 근육(상완삼두근), 앞쪽 어깨 근육(전면삼각근)

특징 및 설명

- 초보 메루치들의 충분한 상체 근육을 만들어줄 수 있는 운동.
- 12~15회 3세트가 가능해지면 벤치프레스로 넘어간다.
- 푸시업이 힘들다면 바닥에 무릎을 대고 하는 니푸시업부터 시작한다.
- 니푸시업이 힘들다면, 스텝박스 니푸시업*부터 시작하고, 스텝박스 니푸시업도 힘들다면, 그랜마 푸시업**부터 시작한다.
- 각 단계에서 12~15회 3세트가 가능해지면 그랜마 푸시업 → 스텝박스 니푸시업 → 니푸시업 → 일반 푸시업으로 단계를 점차적으로 올린다.

---

* 니푸시업보다 한 단계 쉬운 푸시업. 니푸시업 자세에서 손을 짚는 부분에 스텝박스를 얹어서 진행한다.
** 스텝박스 니푸시업보다 한 단계 쉬운 푸시업. 완전히 엎드린 자세에서 양손을 옆구리 옆에 붙인 채로 고양이 자세를 취하듯 허리를 젖히며 일어나는 동작.

준비 자세

어깨너비보다 약간 넓게 손을 벌리고 머리부터 발끝까지 일자가 될 수 있도록 엎드린다. 이때 허리가 젖혀지지 않도록 유의하고 어깨가 으쓱 올라가지 않도록 귀와 어깨는 최대한 멀어지게 한다.

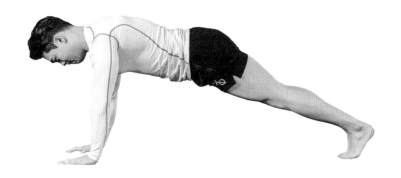

운동 방법

상완(팔 위쪽)이 지면을 기준으로 수직이 될 때까지 내려갔다 올라온다. 이때 허리가 젖혀지면서 내려가면 안 된다.

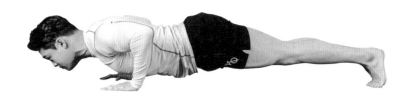

운동 속도

내려갈 때 2초

올라올 때 1초

풀업 pull-up ①

메루치들의 멋진 뒤태를 만들어줄 최고의 당기기 운동.

운동 부위

주동근: 등 근육(광배근)

보조근: 앞쪽 팔 근육(상완이두근), 뒤쪽 어깨 근육(후면삼각근)

특징 및 설명

• 생각보다 난이도가 꽤 높은 운동(성인 남성 5% 내외만 정확한 자세로 턱걸이를 할 수 있다고 한다).

• 풀업 밴드의 도움을 받아 시작한다.

• 특정 강도의 밴드로 12회 3세트가 가능해지면, 다음 단계의 (강도가 낮은) 밴드로 넘어간다.

• 가장 마지막 단계의 밴드로 12회 3세트가 가능해지면, 일반 풀업으로 넘어간다.

준비 자세

어깨너비보다 약간 넓게 바를 잡는다. 이때 날개뼈를 살짝 모아서 가슴을 편 상태로 매달린다.

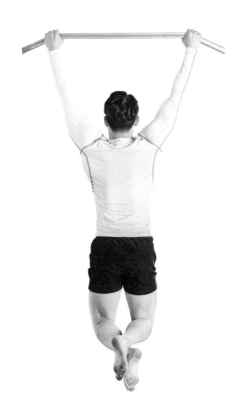

운동 방법

가슴을 편 상태를 유지하고 바를 쇄골 쪽으로 당긴다. 이때 당기는 동작을 하면서 날개뼈를 바닥으로 밀어낸다는 느낌으로 어깨와 귀가 최대한 멀어질 수 있도록 한다.

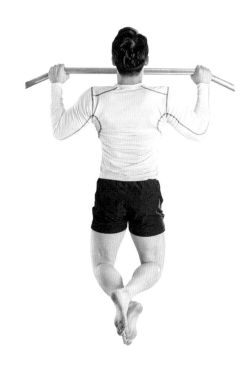

운동 속도

내려갈 때 2초

올라올 때 1초

인버티드로우 inverted row ①

풀업과 함께 맨몸으로 하는 대표적인 등 운동.
발을 바닥에 대고 하기 때문에 풀업보다 난이도가 낮다.

운동 부위

주동근: 등 근육(광배근)

보조근: 앞쪽 팔 근육(상완이두근), 뒤쪽 어깨 근육(후면삼각근)

특징 및 설명

• 문틀 철봉을 활용하면 높이를 조절할 수 있다.

• 철봉이 높이가 낮아질수록 운동강도는 높아진다.

• 명치 정도 높이에서 시작하여 점점 강도를 높인다.

준비 자세

손바닥이 보이는 언더그립으로 하고, 어깨너비로 바를 잡는다. 이때 어깨와 날개뼈는 으쓱 올라가지 않도록 살짝 내리는 힘을 주고 있어야 한다.

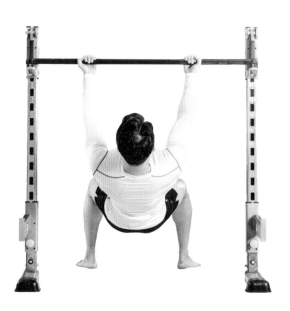

운동 방법

명치 쪽으로 바를 당긴다. 이때 어깨와 날개뼈를 먼저 살짝 뒤로 젖히고, 팔꿈치가 반박자 늦게 따라간다는 느낌으로 당긴다.

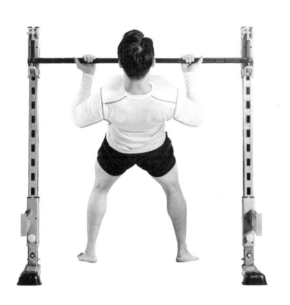

운동 속도

내려갈 때 2초

올라올 때 1초

스쿼트squat ①

메루치들의 탄탄한 하체를 만들어줄 최고의 하체 운동.
이후에 배울 덤벨스쿼트, 바벨스쿼트의 기본이 되는 동작.

운동 부위

주동근: 허벅지 앞쪽 근육(대퇴사두근)

보조근: 엉덩이 근육(둔근), 허벅지 뒤쪽 근육(햄스트링)

특징 및 설명

• 체중이 가벼운 메루치 특성상 횟수를 많이 할 수 있는 운동.

• 20개 이상 해도 어렵지 않다면, 다음의 덤벨스쿼트로 진행한다.

준비 자세

어깨너비 정도로 발을 벌리고 발끝은 살짝 바깥으로 향하게 한다(5~
10도).

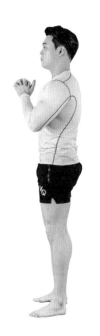
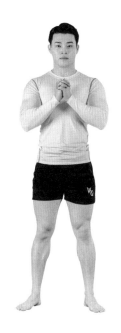

운동방법

• 운동의 시작과 중간, 마지막까지 항상 무게중심을 발 중앙(미드풋)에 두고, 무릎과 엉덩이가 동시에 빠지면서 천천히 앉았다가 일어선다. 이때 무릎이든 엉덩이든 한쪽이 먼저 빠지면 안 된다.

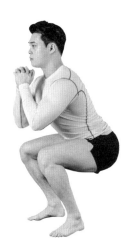

• 벗윙크*가 발생하기 직전까지만 앉았다 일어난다.

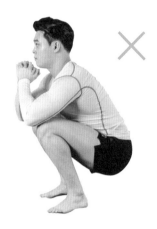

운동 속도

내려갈 때 3초

내려가서 1초 정지하고

올라올 때 2초

---

* 벗윙크butt wink: 척추의 중립이 무너지는 구간. 스쿼트를 하면서 앉는 동작에서 특정 구간에서 허리의 아치가 무너지면서 말리는 벗윙크 현상 발생하는데, 그 직전까지만 앉아야 허리를 다치지 않고 안전하게 할 수 있다.

런지 lunge ①

스쿼트에서 부족한 엉덩이와 허벅지 뒤쪽을 발달시켜주는 운동.
스쿼트와 조합하면 좋은 운동.

운동 부위

주동근: 엉덩이 근육(둔근)

보조근: 허벅지 뒤쪽 근육(햄스트링), 허벅지 앞쪽 근육(대퇴사두근)

특징 및 설명

• 발을 번갈아가면서 하는 '얼터네이트런지'로 진행한다(한 발에 1회씩 카운팅한다).

• 앞발(뻗은 발)에 무게중심이 90% 이상, 뒷발은 중심을 잡아주는 정도로만 분배한다.

• 앞발의 뒤꿈치에 무게중심이 실릴 수 있도록 한다.

• 앞발의 무릎이 발끝선을 넘지 않도록 한다.

3준비 자세

발의 너비는 골반 정도로 하고 발의 방향은 11자로 만든다.

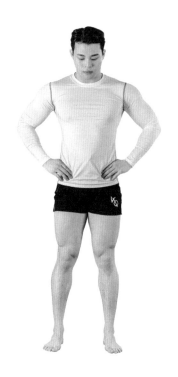

운동 방법

한쪽 발을 뻗고 살짝 멈춘 다음에 수직으로 내려갔다 올라온다. 발을
번갈아 진행을 한다. 내려갔을 때 종아리의 각도는 지면과 수직에 가깝거
나 약간만 앞으로 기울어져 있어야 한다.

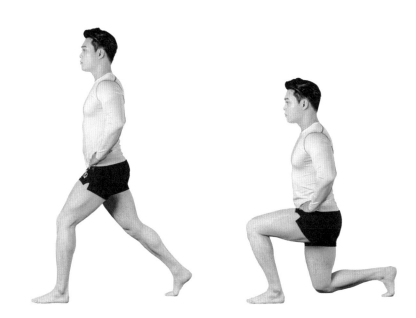

운동 속도

내려갈 때 2초

올라올 때 1초

플랭크 plank ①

다른 운동들과는 다르게 움직이지 않고 정적으로 버티는 등척성 운동.

메루치들의 코어 근육을 강하게 만들어주어

스쿼트나 푸시업 같은 운동을 할 때 상체와 골반을 단단히 잡아준다.

운동 부위

복부 근육(복직근, 복횡근), 겨드랑이쪽 갈비뼈 근육(전거근)

특징 및 설명

• 허리가 젖혀지면 운동 효과가 떨어지면서, 허리에 부담이 될 수 있으니 유의해야 한다.

• 30초부터 시작하여 2분까지 천천히 늘리도록 한다.

준비 자세 및 운동 방법

상체: 어깨너비 정도로 팔을 벌리는데, 이때 상완의 각도는 지면과 수직이 되어야 한다.

귀와 어깨가 최대한 멀어질 수 있도록 어깨를 허리 방향으로 내리는 힘을 주어야 하고, 날개뼈 사이는 최대한 멀어질 수 있도록 바닥 방향으로 밀어내는 힘을 유지한다.

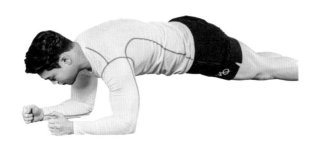

하체: 머리부터 발끝까지 일자가 되도록 한다. 허리가 아래로 저지지 않도록 유의한다.

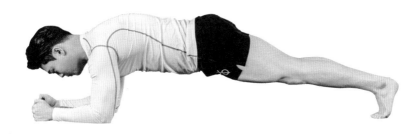

백익스텐션back extension ②

허리를 강화시킬 수 있는 가장 기본적인 운동.
플랭크에서 단련시킬 수 없는 허리 근육을 보완해줄 수 있다.

운동 부위

주동근: 허리 근육(척추기립근)
보조근: 엉덩이 근육(둔근)

특징 및 설명

다리를 과하게 들게 되면 허리에 부담이 될 수 있다. 허리에 통증이 느껴지지 않는 선까지만 올린다.

준비 자세 및 운동 방법

바닥에 팔과 다리를 뻗고 엎드린 다음에 팔과 다리를 동시에 천천히 든다.

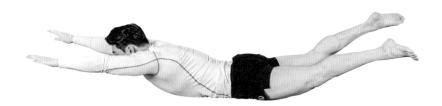

운동 속도

올라올 때 2초

올라와서 1초 정지

내려갈 때 3초

벤치프레스bench press ② ③

3대 운동 중 하나.
메루치들의 가슴 근육을 빠르게 키워줄 수 있는 최고의 상체 운동.

운동 부위

주동근: 가슴 근육(대흉근)
보조근: 뒤쪽 팔 근육(상완삼두근), 앞쪽 어깨 근육(전면삼각근)

특징 및 설명

• 푸시업을 어느 정도 할 줄 안다면 (12~15회 3세트 이상) 벤치프레스가 근육량을 늘리기 훨씬 더 효율적이다.

• 벤치프레스 종류의 운동들은 숄더 패킹*을 꼭 유지해야 한다. 그래야 더 많은 가슴 근육을 쓰이게 하고, 부상을 방지할 수 있다.

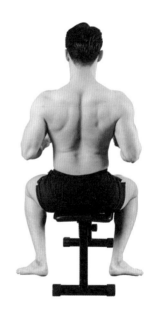

* 숄더 패킹: 귀에서부터 어깨와 날개뼈를 최대한 멀어지게 밑으로 내리고(하강), 날개뼈를 모으듯 뒤로 젖혀서(후인) 마치 날개뼈가 하나의 팩처럼 만드는 것.

준비 자세

라잉 포지션: 발을 어깨너비 정도로 벌리고 숄더 패킹을 유지한 채로 벤치에 눕는다. 이때 허리(요추)에는 손바닥이 하나 정도 들어갈 수 있는 공간이 있어야 한다.

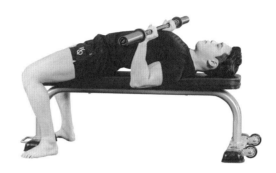

그립 너비: 바벨을 내렸을 때 전완의 각도가 지면과 수직을 이루는 정도로 잡아야 한다. 너무 좁으면 팔꿈치에, 너무 넓으면 어깨에 부담이 될 수 있다.

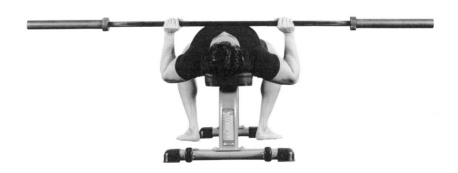

운동 방법

바벨을 아랫가슴(명치 약간 위)으로 내렸다가 가슴 중앙 쪽으로 밀어 올린다. 이때 바벨의 동선은 약간 대각선으로 만들어지고 동작 진행 내내 전완의 각도는 지면을 기준으로 수직을 유지해야 한다.

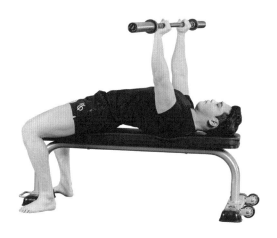

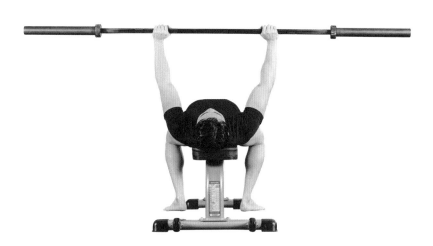

운동 속도

내릴 때 2초

밀어올릴 때 1초

랫풀다운lat pull-down ② ③

풀업의 기구 버전 운동.

운동 부위

주동근: 등 근육(광배근)

보조근: 앞쪽 팔 근육(상완이두근), 뒤쪽 어깨 근육(후면삼각근)

특징 및 설명

• 풀업과 달리 무게를 조절하면서 할 수 있기에 적당한 중량으로 정확히 자세를 잡기가 수월하다.

준비 자세

어깨너비보다 주먹 하나 더 들어갈 정도 너비로 바를 잡고, 날개뼈는 살짝 모아서 가슴을 편다.

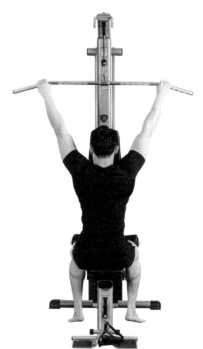

운동 방법

1. 으쓱 올라간 어깨와 날개뼈를 살짝 내린다. 이때 팔꿈치는 조금만 움직인다.

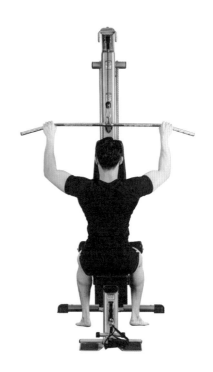

2. 어깨와 귀가 최대한 멀어질 수 있도록 날개뼈를 내리는 힘을 주면서 바를 쇄골 쪽으로 당긴다. 이때 팔꿈치는 옆구리 쪽으로 당긴다.

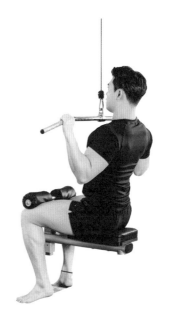

운동 속도

당길 때 1초

당겨서 0.5~1초 멈추고

올릴 때 2초

케이블로우cable row ② ③

광배근뿐만 아니라 등 중앙 부분을 발달시킬 수 있는 운동.
바벨로우, 덤벨로우의 기본이 되는 동작.

운동 부위

주동근: 등 근육(광배근), 등 중앙 근육(중부승모근)
보조근: 앞쪽 팔 근육(상완이두근), 뒤쪽 어깨 근육(후면삼각근)

특징 및 설명

• 로우row 운동의 포인트는 어깨와 날개뼈 위주로 컨트롤하는 것이다.
• 어깨와 날개뼈를 움직이지 않고 팔꿈치로만 당기면 보조근인 후면
삼각근에만 힘이 들어갈 수 있다.

준비 자세

• 상체는 지면을 기준으로 수직으로 세우거나 살짝 뒤로 젖힌다.
• 허리는 척추 중립을 유지하면서 편다.
• 어깨와 날개뼈는 귀와 최대한 멀어지게 한다. 어깨가 으쓱 올라간
상태에서는 절대 운동이 되지 않는다.

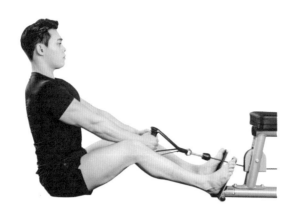

운동 방법

1. 케이블이 앞으로 당겨지고 있기 때문에 어깨와 날개뼈도 평상시 위치보다 약간 앞으로 말려 있다. 우선 어깨와 날개뼈를 살짝 뒤로 당긴다. 이때 팔꿈치는 정말 조금만 움직이는데, 이 동작만 하더라도 광배근에 약간 힘이 들어간다는 느낌을 받을 수 있다.

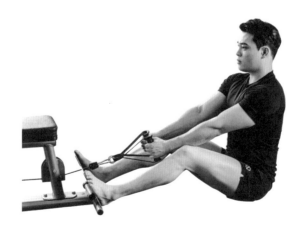

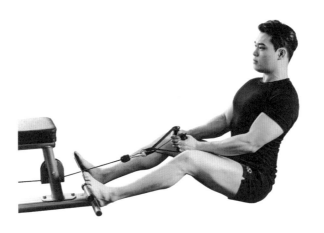

2. 1에서 어깨와 날개뼈를 뒤로 당겼다면, 이제 팔꿈치가 따라간다는 느낌으로 뒤로 당긴다. 광배근이 완전히 수축한다는 느낌을 받을 수 있다. 이때 어깨가 으쓱 올라가면 안 된다.

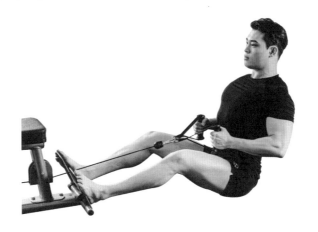

운동 속도

당길 때 1초

당겨서 0.5~1초 멈추고

놓을 때 2초

덤벨스쿼트dumbbell squat ②

덤벨로 운동 강도를 올리는 스쿼트.

운동 부위

주동근: 허벅지 앞쪽 근육(대퇴사두근)

보조근: 엉덩이 근육(둔근), 허벅지 뒤쪽 근육(햄스트링)

특징 및 설명

• 덤벨이 무게중심을 잘 잡아주기에 맨몸 스쿼트나 바벨스쿼트보다 자세를 수월하게 잡을 수 있어 스쿼트 자세 교정 목적으로도 많이 활용된다.

• 12~16kg 이상으로 12~15회 3세트가 가능하다면 다음 단계인 바벨스쿼트로 넘어간다.

• 바벨스쿼트보다 허벅지 앞쪽 근육이 많이 쓰인다.

준비 자세

덤벨을 가슴 쪽으로 끌어안는다, 이때 덤벨과 몸 사이는 최대한 가까워야 한다. 어깨너비 정도로 발을 벌리고 발끝은 살짝 바깥으로 향하게 한다(5~10도).

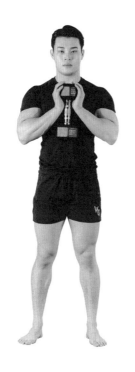
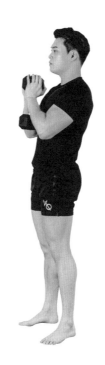

운동 방법

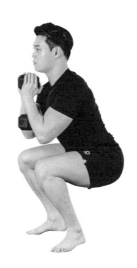

　　운동의 시작과 중간, 마지막까지 항상 무게중심을 발 중앙(미드풋)에 두고, 무릎과 엉덩이가 동시에 빠지면서 천천히 앉았다가 일어선다. 이때 무릎이든 엉덩이든 한쪽이 먼저 빠지면 안 된다. 벗윙크가 발생하기 직전까지만 앉았다 일어난다.

운동 속도

내려갈 때 3초

내려가서 1초 정지하고

올라올 때 2초

덤벨런지dumbbell lunge ② ③

덤벨로 운동 강도를 올리는 런지.

운동 부위

주동근: 엉덩이 근육(둔근)

보조근: 허벅지 뒤쪽 근육(햄스트링), 허벅지 앞쪽 근육(대퇴사두근)

특징 및 설명

• 발을 번갈아가면서 하는 '얼터네이트런지'로 진행한다(한 발에 1회씩 카운팅한다).

• 앞발(뻗은 발)에 무게중심이 90% 이상, 뒷발은 중심을 잡아주는 정도로만 분배한다.

• 앞발의 뒤꿈치에 무게중심이 실릴 수 있도록 한다.

• 앞발의 무릎이 발끝선을 넘지 않도록 한다.

• 12~16kg 덤벨을 양손에 들고 12회 3세트 이상 할 수 있게 된다면, 스미스머신에서 하는 바벨런지로 넘어간다.

준비 자세

양손에 덤벨을 잡고 발의 너비는 골반 정도로 하여 발의 방향은 11자로 만든다.

운동 방법

　한쪽 발을 뻗고 살짝 멈춘 다음에 수직으로 내려갔다 올라온다. 발을 번갈아 진행을 한다. 내려갔을 때 종아리의 각도는 지면과 수직에 가깝거나 약간만 앞으로 기울어져 있어야 한다.

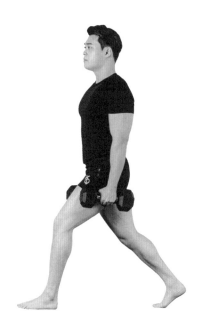
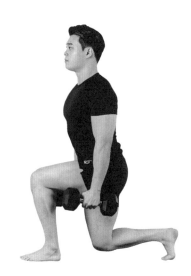

운동 속도

내려갈 때 2초

올라올 때 1초

덤벨컬 dumbbell curl ② ③

덤벨을 활용하는 기본적인 이두근 운동.

운동 부위

주동근: 상완이두근

(단일관절운동인 팔 운동은 보조근이 없다)

특징 및 설명

• 운동 시 팔꿈치가 움직이지 않도록 고정해야 한다.

• 팔꿈치가 움직이면 반동을 써서 운동 강도나 내려가거나 불필요한 어깨 근육(전면삼각근)의 개입이 생길 수 있다.

준비 자세

골반 정도 너비로 발을 벌리고 의자에 앉은 채로 양손에 덤벨을 잡아쥔다. 이때 손바닥이 정면을 바라보는 언더그립으로 잡는다.

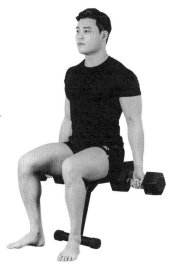

운동 방법

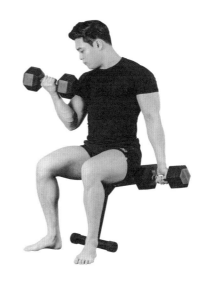

팔꿈치를 고정하고 살짝 몸 안쪽으로 들어준다. 양손을 번갈아가면서(얼터네이트) 덤벨을 당겨준다. 이때 한 손이 완전히 내려온 뒤 반대 손을 든다.

운동 속도

내릴 때 2초

들어올릴 때 1초

케이블푸시다운cable push-down ② ③

케이블 기구를 이용한 기본적인 삼두근 운동.

운동 부위

주동근: 상완삼두근

(단일관절운동인 팔 운동은 보조근이 없다)

특징 및 설명

• 운동 시 팔꿈치가 움직이지 않도록 고정해야 한다. 팔꿈치가 움직이면 반동을 써서 운동 강도나 내려가거나 불필요한 광배근의 개입이 생길 수 있다.

준비 자세

• 그립을 좁게 잡고, 손목은 젖혀지지 않도록 세운다.

• 팔꿈치가 90도에 가깝게 만들고, 상완이 지면을 기준으로 수직이 될 수 있도록 한다.

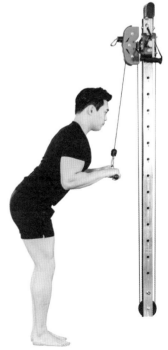

운동 방법

팔꿈치를 고정하고 완전히 펴지도록
강하게 밀어준다. 이때 팔꿈치가 바깥으
로 벌어지거나 움직이면 안 된다.

운동 속도

내릴 때 1초
올릴 때 2초

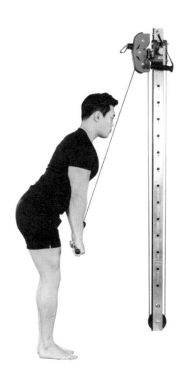

벤트오버bent-over 자세 ②

바벨로우, 벤트오버래터럴레이즈, 데드리프트,
덤벨로우 등의 기본이 되는 자세.

특징 및 설명

• 앞에 나열된 운동들은 이 자세가 가능해야 할 수 있으므로 틈틈이
연습을 해놓는 게 좋다.
• 자세가 잘 잡히지 않는다면, 백익스텐션과 햄스트링 스트레칭을 자
주 해야 한다.

준비 자세 및 운동 방법

1. 어깨너비 정도로 발을 벌리는데 이때 발은
11자로 만든다.

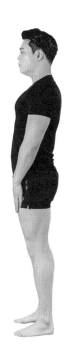

2. 허리를 펴고 골반을 살짝 뒤로 빼면서 상체를 숙인다. 이때 척추는 계속 중립을 유지하고, 요추에 손바닥 하나가 들어갈 수 있을 정도의 굴곡이 유지가 되어야 한다. 무게중심은 발 중앙(미드풋)에 위치해야 한다.

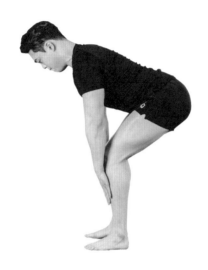

덤벨벤치프레스dumbbell bench press ③

바벨벤치프레스의 덤벨 버전.

운동 부위

주동근: 가슴 근육(대흉근)

보조근: 뒤쪽 팔 근육(상완삼두근), 앞쪽 어깨 근육(전면삼각근)

특징 및 설명

• 바벨벤치프레스에 비해 더 많은 가동 범위를 쓸 수 있어 가슴 근육의 활성도가 높다.

• 양손으로 잡는 바벨벤치프레스에 비해 각각의 팔로 덤벨의 균형을 잡으면서 진행해야 하는 운동이기에 위험도도 높으니 각별히 조심해야 한다.

준비 자세

허벅지 위에 덤벨을 올려놓고 숄더 패킹을 유지한 상태로 덤벨을 들고 눕는다. 이때 전완의 각도는 지면을 기준으로 수직을 유지해야 하며 덤벨은 아랫가슴에 위치해야 한다.

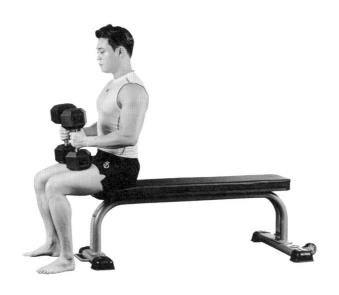

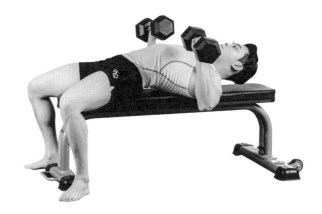

운동 방법

• 덤벨을 아랫가슴 쪽으로 내렸다가 가슴 중앙 방향으로 밀어낸다.
이때 덤벨의 동선은 약간 사선에 가깝다.

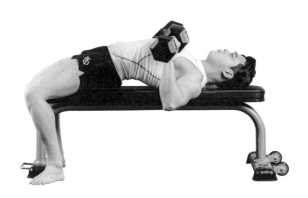

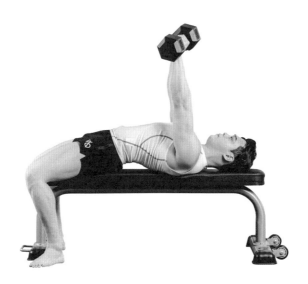

• 정면에서의 동선도 사선이다. 삼각형 아랫변의 양 꼭지점에서 위 꼭지점으로 이동한다고 생각하면서 밀어올린다.

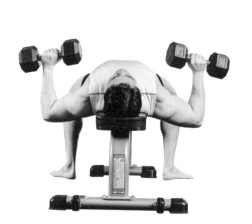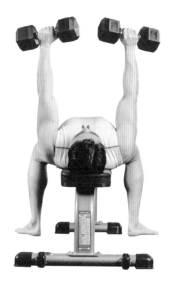

운동 속도

내릴 때 2초

밀어올릴 때 1초

덤벨플라이dumbbell fly ③

삼두근 개입이 없는, 덤벨로 하는 단일관절 가슴 운동.

운동 부위

주동근: 가슴 근육(대흉근)

보조근: 앞쪽 어깨 근육(전면삼각근)

특징 및 설명

• 보조근인 삼두근의 개입이 없어서 가슴 근육의 집중도가 높은 운동.

• 팔꿈치가 120도 이상 과하게 펴지면 어깨(전면삼각근)에만 힘이 들어갈 수 있다.

준비 자세

솔더 패킹을 하고 덤벨이 마주 볼 수 있게 잡고(퍼랠럴 parallel 그립) 눕는다.

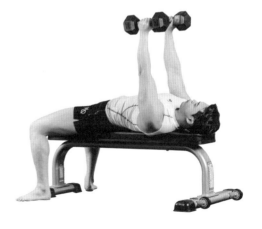

운동 방법

1. 팔꿈치를 벌려서 덤벨을 내린다. 이때 덤벨 바로 밑에 팔꿈치가 위치할 수 있도록 한다. 팔꿈치가 덤벨 라인보다 위 쪽으로 뜨는 경우가 많은데, 그러면 어깨 근육에 부담이 될 수 있다.

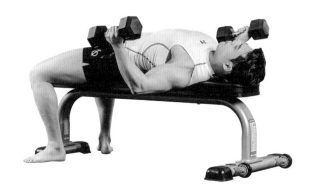

2. 완전히 내렸을 때, 팔꿈치의 각도는 100~120도 정도로 만든다. 120도 이상으로 벌어지면 어깨에 부담이 될 수 있다.

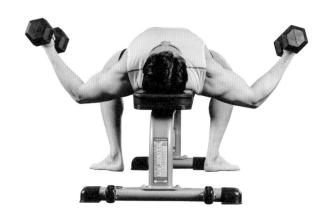

3. 가슴 가운데로 덤벨을 모아주듯 들어올린다.

운동 속도

내릴 때 2초

들어올릴 때 1초

케이블크로스오버cable cross-over ③

덤벨플라이의 케이블 기구 버전.

운동 부위

주동근: 가슴 근육(대흉근)

보조근: 앞쪽 어깨 근육(전면삼각근)

특징 및 설명

• 덤벨플라이에 비해 가슴에 집중도가 높고, 가슴 안쪽 근육까지 발달시켜줄 수 있는 운동이다.

준비 자세

• 한 발을 뻗고, 뻗은 발에 체중을 싣는다.

• 상체를 살짝 기울이고 덤벨플라이처럼 팔꿈치를 100~120도로 구부린다. 이때 팔꿈치의 방향은 케이블과 비슷해야 한다. 케이블보다 팔꿈치가 과하게 아래로 내려가 있으면, 어깨에 부담이 될 수 있다.

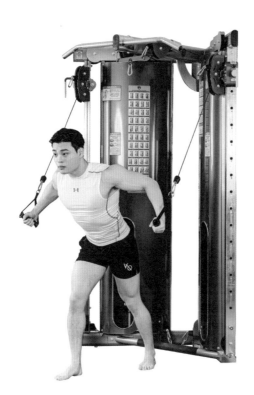

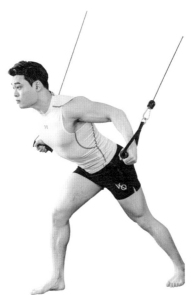

237

운동 방법

구부러진 팔꿈치를 서서히 펴면서 가슴 가운데로 케이블을 모아준다.
이때 상체의 각도와 케이블의 각도가 수직에 가까울수록 가슴 안쪽 근육
이 많이 쓰인다.

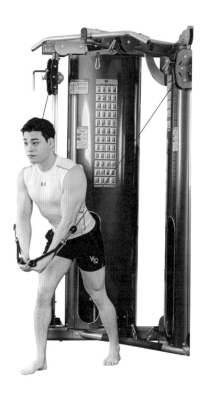
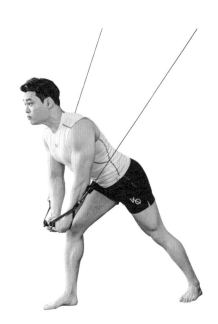

운동 속도

모아줄 때 1초

벌릴 때 2초

바벨로우barbell row ③

케이블로우의 프리 웨이트 버전.

운동 부위

주동근: 등 근육(광배근), 등 중앙 근육(중부승모근)

보조근: 앞쪽 팔 근육(상완이두근), 뒤쪽 어깨 근육(후면삼각근)

특징 및 설명

벤트오버 자세가 전제가 되어야 한다.

준비 자세

어깨너비 정도로 바벨을 잡고 벤트오버 자세를 만든다. 이때 상체의 각도는 45도 정도로 하거나, 약간 더 숙여도 된다.

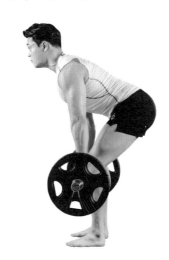

운동 방법

1. 상체를 기준으로 어깨와 날개뼈를 수직으로 당긴다. 지면을 기준으로 수직으로 당기면 승모근만 쓰일 가능성이 높아진다.

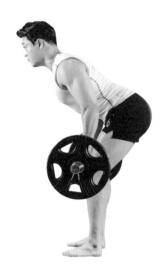

2. 팔꿈치가 따라간다는 느낌으로 당긴다. 팔꿈치로만 당기면 후면삼각근만 쓰일 가능성이 높아진다.

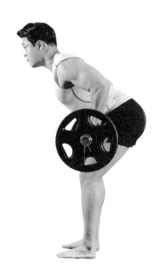

운동 속도

당길 때 1초

놓을 때 2초

(자세가 완벽히 잡힐 때까지 당기고 나서 0.5~1초 정도 멈추고 놓는 정지-바벨로우로 연습을 하는 것이 좋다.)

원암덤벨로우one-arm dumbbell row ③

바벨로우의 덤벨 버전. 난이도가 꽤 높다.

운동 부위

주동근: 등 근육(광배근), 등 중앙 근육(중부승모근)

보조근: 앞쪽 팔 근육(상완이두근), 뒤쪽 어깨 근육(후면삼각근)

특징 및 설명

• 광배근 자극이 굉장히 높으며, 난이도 또한 굉장히 높다.

• 한쪽씩 진행하는 편측 운동.

준비 자세

• 왼쪽 진행 시, 오른쪽 무릎을 벤치 끝에 얹고 오른손을 벤치 안쪽 모서리 부분을 잡는다.

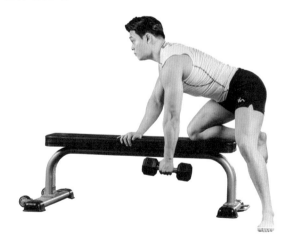

• 왼손으로 덤벨을 잡는다. 허리를 곧게 펴서 척추 중립을 유지해야 한다. 왼쪽 어깨와 날개뼈가 귀와 최대한 멀어질 수 있도록 으쓱 내려준다.

운동 방법

1. 상체를 기준으로 어깨와 날개뼈를 수직으로 당긴다. 이때 팔꿈치는 살짝만 움직인다.

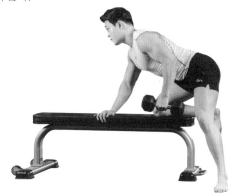

2. 팔꿈치가 따라간다는 느낌으로 상체와 수직으로 당긴다. 이때 왼쪽 날개뼈(오른쪽 진행 시에는 오른쪽 날개뼈)를 살짝 모으는 느낌으로 당기면 더 많이 수축될 수 있다. 바벨로우와 마찬가지로 1을 하지 않고 팔꿈치로만 당기면 후면삼각근에만 힘이 들어갈 수 있다.

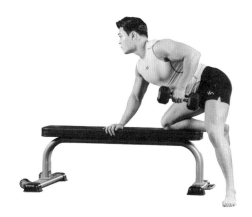

운동 속도

당길 때 1초

놓을 때 2초

(자세가 완벽히 잡힐 때까지 당기고 나서 0.5~1초 정도 멈추고 놓는 정지-원암덤벨로우로 연습을 하는 것이 좋다.)

바벨스쿼트barbell squat ③

3대 운동 중 하나로 하체 운동의 끝판왕. 바벨로 진행하는 스쿼트.

운동 부위

주동근: 허벅지 앞쪽 근육(대퇴사두근)

보조근: 엉덩이 근육(둔근), 허벅지 뒤쪽 근육(햄스트링)

특징 및 설명

• 하체와 엉덩이를 모두 발달시킬 수 있는 최고의 운동.

• 덤벨스쿼트와 달리 스쿼트랙을 활용해야 하기 때문에 스쿼트랙 사용법을 숙지해야 한다.

준비 자세

1. 어깨 높이보다 약간 낮게 제이컵(높낮이를 조절할 수 있는 바벨 거치대)을 조절한다.

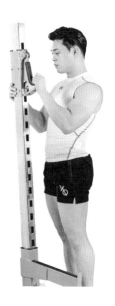

2. 바벨을 어깨너비보다 약간 넓게 잡고, 날개뼈를 살짝 모아 부풀어 오른 상부 승모근에 바벨을 견착한다.

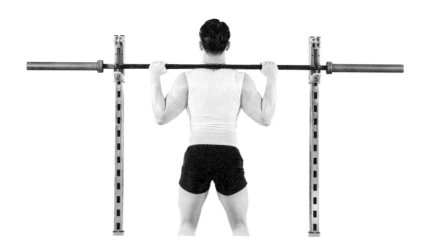

3. 살짝 뒤로 나와서 선다.

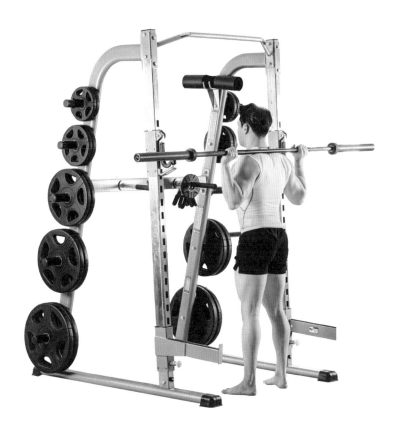

운동 방법

운동의 시작과 중간, 마지막까지 항상 무게중심을 발 중앙(미드풋)에 두고, 무릎과 엉덩이가 동시에 빠지면서 천천히 앉았다가 일어선다. 이때 무릎이든 엉덩이든 한쪽이 먼저 빠지면 안 된다. 벗윙크가 발생하기 직전까지만 앉았다 일어난다.

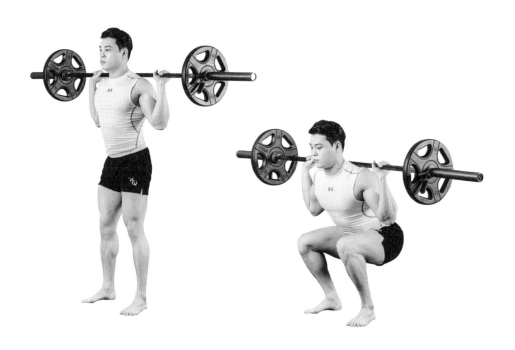

운동 속도

내려갈 때 3초

내려가서 1초 정지하고

올라올 때 2초

루마니안데드리프트Romanian deadlift ③

바벨을 이용한 허벅지 뒤쪽 운동.

운동 부위

주동근: 허벅지 뒤쪽 근육(햄스트링)

보조근: 허리 근육(척추기립근), 엉덩이 근육(둔근)

특징 및 설명

- 햄스트링을 발달시키는 최고의 운동.

- 벤트오버 자세가 전제되어야 한다.

준비 자세

어깨너비 정도로 바벨을 잡고 발은 그보다 좁
게 골반 너비 정도로 벌리고 11자로 만든다.

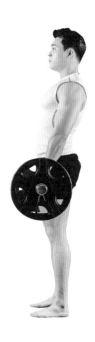

운동 방법

• 엉덩이를 살짝 뒤로 빼면서, 바벨을 허벅지-무릎-정강이 순으로 붙이며 천천히 내려간다.

• 허리는 곧게 펴서 척추 중립을 유지해야 한다.

• 이때 무게중심은 미드풋이나 약간 앞에 위치해야 한다. 뒤꿈치에 무게가 실리면 허리에 부담이 될 수 있다.

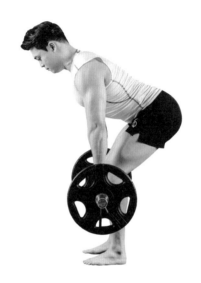

운동 속도

내려갈 때 2초

올라올 때 1초

레그익스텐션leg extension ③

기구로 하는 단일관절 허벅지 앞쪽 운동.

운동 부위

주동근: 허벅지 앞쪽 근육(대퇴사두근)

(단일관절운동이라 보조근이 없다)

특징 및 설명

• 대퇴사두근에 집중도가 상당히 높다.

준비 자세

무릎 뒷부분이 받침대에 닿을 수 있게 당겨서 앉은 다음 발은 골반 너비 정도로만 좁게 벌린다. 이때 상체는 약간 뒤로 젖히고 발끝은 살짝 당긴 상태를 유지한다.

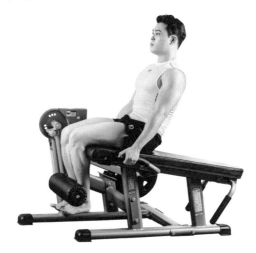

운동 방법

강하게 다리를 차고 천천히 내려간다.

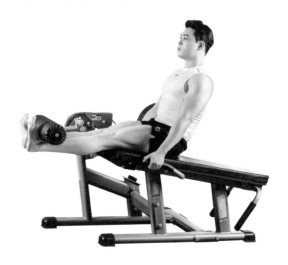

운동 속도

발을 찰 때 1초

발을 내릴 때 2초

레그컬leg curl ③

기구로 하는 단일관절 허벅지 뒤쪽 운동.

운동 부위

주동근: 허벅지 뒤쪽 근육(햄스트링)

(단일관절운동이라 보조근이 없다)

특징 및 설명

• 햄스트링에 집중도가 상당히 높은 운동.

• 종아리에 힘이 많이 들어간다면 발끝을 세워서 한다.

준비 자세

• 위쪽 무릎 부분이 받침대에 닿을 수 있게 만들고, 완전히 엎드린다.

• 발은 골반 너비 정도로만 좁게 벌리고 발끝은 살짝 당긴 상태를 유지한다.

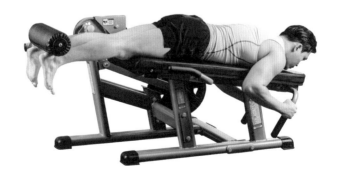

운동 방법

엉덩이 쪽으로 힘껏 당기고 천천히 내려간다.

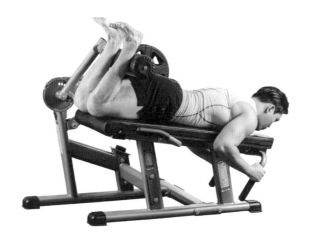

운동 속도

당길 때 1초

내려놓을 때 2초

덤벨숄더프레스 dumbbell shoulder press ③

덤벨을 활용하는 가장 기본적인 어깨 운동.

운동 부위

주동근: 어깨 앞쪽 근육(전면삼각근)

보조근: 어깨 옆쪽 근육(측면삼각근), 팔 뒤쪽 근육(상완삼두근)

특징 및 설명

• 어깨 앞쪽 근육을 발달시켜주는 대표적인 운동.

• 코어 근육(복부, 허리)에 부담이 되거나, 유연성이 부족하여 완전히 밀었을 때 덤벨이 머리 위가 아니라 머리 앞쪽에 있게 된다면 등받이가 있는 벤치에 기대서 운동을 해야 한다.

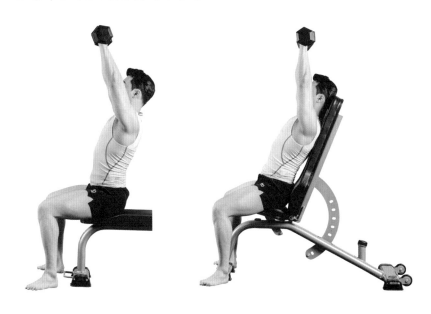

준비 자세

벤치에 앉아서 덤벨을 귀 옆으로 들어올린다. 이때 전완의 각도는 지면을 기준으로 정면과 측면 모두 수직으로 만든다.

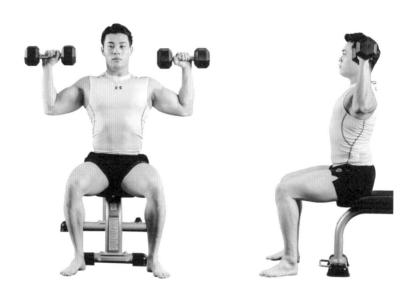

운동 방법

덤벨을 정수리 쪽으로 밀어올린다. 이 동작이 진행될 때 전완의 각도
는 늘 수직을 유지해야 한다.

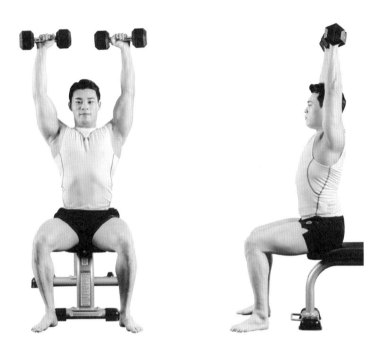

운동 속도

밀어올릴 때 1초

내릴 때 2초

래터럴레이즈lateral raise ③

어깨 측면을 발달시켜주는 유일한 운동.

운동 부위

주동근: 어깨 옆쪽 근육(측면삼각근)

보조근: 승모근

특징 및 설명

• 측면삼각근을 발달시켜주는 유일한 운동이다.

• 자세가 꽤나 어려운 편이다. 어깨가 으쓱거리면 승모근에만 힘이 들어갈 수 있다.

준비 자세

손바닥이 마주 볼 수 있게 덤벨을 잡고 상체는 벤트오버 자세처럼 살짝 숙인다. 이 때 팔꿈치는 살짝 구부려져 있어야 한다.

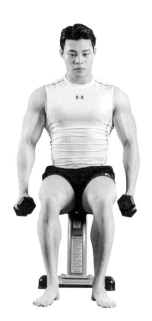

운동 방법

• 손바닥이 바닥을 향하도록 덤벨을 든다. 이때 팔꿈치의 각도는 100~120도 정도를 유지한다.

• 팔꿈치는 어깨 높이보다 더 높이 올라가면 안 된다.

• 팔꿈치가 어깨선 뒤로 빠지게 되면 후면삼각근이 개입될 수 있다.

• 어깨가 으쓱거리면 승모근에만 힘이 들어갈 수 있다.

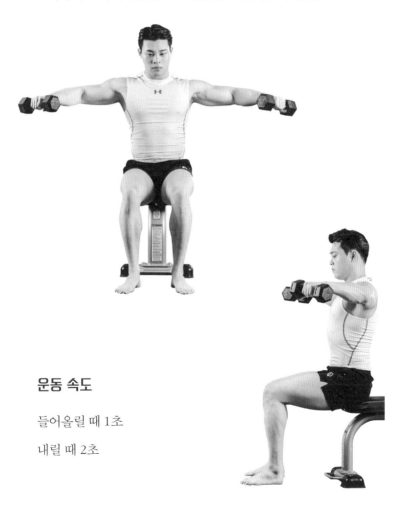

운동 속도

들어올릴 때 1초

내릴 때 2초

벤트오버래터럴레이즈bent-over lateral raise ^③

덤벨을 이용하는 후면삼각근 운동.

운동 부위

주동근: 어깨 뒤쪽 근육(후면삼각근)

보조근: 날개뼈 사이 근육(중부승모근)

특징 및 설명

날개뼈를 최대한 움직이지 않고, 팔꿈치를 뒤로 젖힌다는 느낌으로 하면 후면삼각근의 개입도가 높아진다.

준비 자세

벤치에 앉아 상체를 숙인다. 이때 손바닥은 서로 마주보고 있으며, 팔꿈치는 살짝 구부린다.

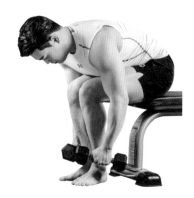

운동 방법

• 래터럴레이즈 하듯 팔을 바깥으로 벌린다.

• 팔꿈치의 각도는 100~120도 정도를 유지한다. 이때 손바닥은 바닥을 볼 수 있도록 하고 날개뼈가 과하게 모아지지 않도록 한다.

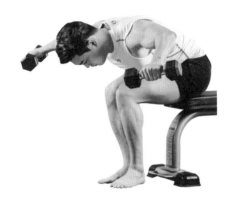

운동 속도

들어올릴 때 1초

내릴 때 2초

바벨컬barbell curl ③

바벨을 활용하는 상완이두근 운동.

운동 부위

주동근: 팔 앞쪽 근육(상완이두근)

특징 및 설명

• 바벨을 이용하기에 고중량을 다룰 수 있는 이두근 운동.

• 팔꿈치가 움직이지 않도록 잘 고정하여 진행해야 한다.

준비 자세

살짝 벤트오버 자세를 만든다. 상완은 지면을 기준으로 수직이 되도록 한다.

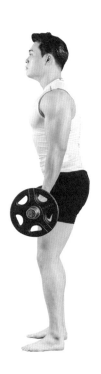

운동 방법

팔꿈치가 움직이지 않도록 잘 고정한 후 가슴 쪽으로 천천히 당긴다.

운동 속도

당길 때 1초

내릴 때 2초

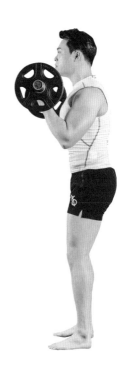

라잉트라이셉스익스텐션lying triceps extension ③

이지EZ바를 활용한 상완삼두근 운동.

운동 부위

주동근: 팔 뒤쪽 근육(상완삼두근)

특징 및 설명

• 상완삼두근의 크기를 키우는 데 가장 적합한 운동.

• 팔꿈치에 부담이 된다면, 2~4세트 가볍게 워밍업 세트를 충분히 한 후 진행한다.

준비 자세

벤치에 누워 바벨을 어깨너비보다 좁게 잡는다. 이때 상완의 각도는 지면을 기준으로 수직이거나 약간 머리 방향으로 젖혀져 있어야 한다. 다리 방향으로 젖혀져 있으면 팔꿈치에 상당한 부담을 줄 수 있다.

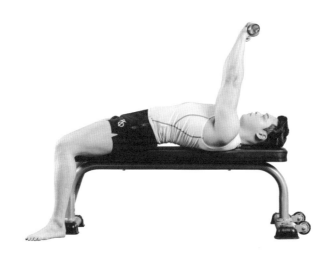

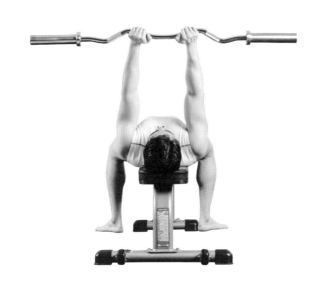

운동 방법

팔꿈치를 고정하고 이마와 정수리 사이로 바벨을 천천히 내린다. 이
때 팔꿈치는 과하게 바깥으로 벌어지면 안 된다.

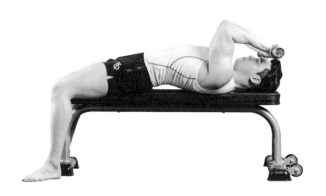

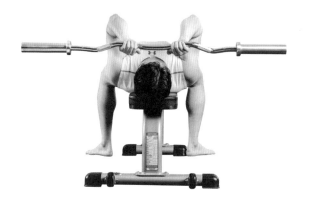

운동 속도

내릴 때 2초

밀어올릴 때 1초

힙스러스트hip thrust ③

엉덩이 근육의 크기를 키울 수 있는 최고의 운동.

운동 부위

주동근: 엉덩이 근육(둔근)
보조근: 허벅지 뒤쪽 근육(햄스트링), 허리 근육(척추기립근)

특징 및 설명

• 엉덩이 근육을 가장 크게 만들어줄 운동.
• 벤치프레스나 스쿼트처럼 바벨을 얹을 수 있는 장치가 없는 운동이
라 시작 자세가 까다로운 편이다.

준비 자세

벤치를 등 뒤에 대고 원판을 꽂은 바벨을 굴려 골반 쪽으로 위치시킨
다. 이때 발의 너비는 어깨너비 정도(스쿼트 너비와 비슷)로 하고 발끝은
살짝 바깥 쪽으로 벌린다. 무릎과 발끝의 방향은 일치해야 한다.

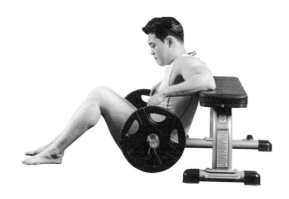

운동 방법

1. 윗등(날개뼈 부분)으로 벤치를 지탱하고 양손으로 바벨을 잡아서 들어올린다.

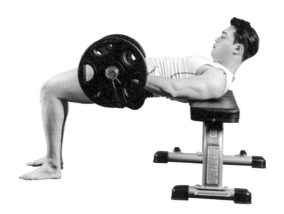

2. 허리는 편 상태(척추 중립)를 유지하고 천천히 내려간다. 이때 엉덩이가 바닥이 닿지 않도록 한다.

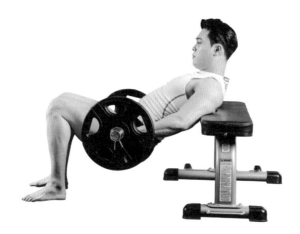

3. 상체가 지면과 수평이 될 때까지 올라온다.

운동 속도

내려갈 때 2초

올라올 때 1초

부록

1. 9분면 차트

2주 간격으로 체중과 체지방을 체크하여 날짜와 함께 점으로 기록해보세요. 체중이 증량될수록 C에서 A로 이동을 하는데, 숫자(1 → 3)가 커지지 않도록 해야 탄탄하게 증량이 됩니다. 즉, 점이 연결된 그래프의 각도가 완만하게 오른쪽으로 이동할수록 건강하게 체중을 늘리는 것입니다.

그래프의 각도가 완만하다면, 탄탄한 벌크업, 그래프의 각도가 가파르다면, 살크업에 가까울 수 있습니다.

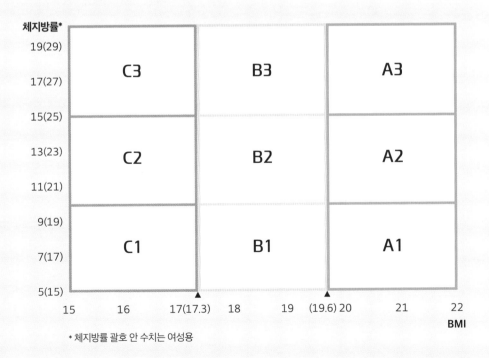

* 체지방률 괄호 안 수치는 여성용

2. 3개월 치(12주) 체중 증량 계획표

3개월 차의 목표 체중에서 현재 체중을 뺀 뒤 12로 나눈 값이 매주 증량해야 될 체중입니다.

현재 50kg 메루치의 12주 뒤 목표가 55kg라면,

55kg − 50kg = 5kg

5kg ÷ 12 = 416g

매주 증량해야 될 체중이 **약 400g.**

	날짜	목표 체중	달성한 체중
현재 체중(+1일)			
1주 뒤 목표(+7일)			
2주 뒤 목표(+14일)			
3주 뒤 목표(+21일)			
4주 뒤 목표(+28일)			
5주 뒤 목표(+35일)			
6주 뒤 목표(+42일)			
7주 뒤 목표(+49일)			
8주 뒤 목표(+56일)			
9주 뒤 목표(+63일)			
10주 뒤 목표(+70일)			
11주 뒤 목표(+77일)			
12주 뒤 목표(+84일)			

3. 1일 소비열량표

1일 소비열량	
주당 증량 값(매주 늘려야 될 체중g)	
추가적으로 섭취해야 될 칼로리	
목표 섭취 칼로리 (1일 소비열량 + 추가 섭취 칼로리)	

4. 단백질 & 지방표

앞으로 먹을 단백질원	
1일 단백질 섭취량 (체중 × 1.2~2g)	
1회 단백질 섭취량 (체중 × 0.3~0.4g)	
내가 섭취해야 할 최소 지방 칼로리 (목표 섭취 칼로리 × 0.15)	

5. 식단표

1일 목표 섭취 칼로리	
목표 끼니 수(간식 포함)	
한 끼에 섭취할 칼로리 (목표 섭취 칼로리 ÷ 끼니 수)	
1일 섭취 총 단백질량 (체중 × 1.2~2g)	
내가 섭취해야 할 최소 지방 칼로리 (목표 섭취 칼로리 × 0.15)	

		섭취 음식		끼니당 총 칼로리
아침	**섭취 시간**		kcal	
	탄수화물 (밥, 빵, 면)			
	단백질 (고기, 계란, 두부 등)			
	기타 (칼로리가 높은 국, 반찬)			
점심	**섭취 시간**		kcal	
	탄수화물 (밥, 빵, 면)			
	단백질 (고기, 계란, 두부 등)			
	기타 (칼로리가 높은 국, 반찬)			

저녁	섭취 시간		kcal
	탄수화물 (밥, 빵, 면)		
	단백질 (고기, 계란, 두부 등)		
	기타 (칼로리가 높은 국, 반찬)		

간식1	섭취 시간		kcal
	탄수화물 (밥, 빵, 면)		
	단백질 (고기, 계란, 두부 등)		
	기타 (칼로리가 높은 국, 반찬)		

간식2	섭취 시간		kcal
	탄수화물 (밥, 빵, 면)		
	단백질 (고기, 계란, 두부 등)		
	기타 (칼로리가 높은 국, 반찬)		

6. 체중 & 식단 일지

날짜	섭취 칼로리	체중	끼니 수	체지방 자가분석

날짜	섭취 칼로리	체중	끼니 수	체지방 자가분석

7. 운동 프로그램

확실히 운동할 수 있는 빈도 (일주일 기준)			
분할 수			
부위당 운동 개수			
부위별 운동 종류, 순서, 반복구간			

확실히 운동할 수 있는 빈도 (일주일 기준)		
분할 수		
부위당 운동 개수		
부위별 운동 종류, 순서, 반복구간		

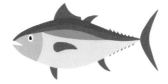